JN096241

**再発・悪化を防ぐ
安心ガイドシリーズ**

手術後・退院後のベストパートナー

乳がん

病後のケアと食事

佐伯 俊昭 監修

埼玉医科大学国際医療センター院長、乳腺腫瘍科教授

法研

はじめに

　乳がんは、世界でも日本でも最も罹患率の高い女性特有のがんです。2017 年では推定 9 万人の新規患者数が報告されています。患者さんのほとんどは女性で、年齢別調整罹患率では 50 歳から 55 歳くらいにピークがあり、比較的若い働き盛りの女性も多く罹患します。

　特に、疫学的な調査では、晩婚、初産年齢、運動の頻度などのライフスタイルに起因すると言われています。また、女性ホルモンが発症さらに再発リスクとされ、患者さんの閉経状態なども治療に大きく影響し、女性ホルモンと近似した作用が指摘されている食品の摂取などが問題となることもあります。

　さて、乳がん患者さんのニーズの多くは初めて経験する治療に関しての不安、また治療後の生活にあります。すなわち、治療のみならず、むしろ治療開始から治療終了後の生活面でのあらゆるサポートです。学術的には日本がんサポーティブケア学会などが活動しています。なかでも、患者さんのニーズとして高いのは、乳がん告知後の不安に対する心のケアです。特に比較的若い女性ががんの告知を受けるときの精神的な動揺は大きく、手術を受ける際の不安もあります。また、乳房への手術は整容性を著しく損なうために、再建などの治療や乳房喪失後のケアも必要です。さらに、腋窩リンパ節郭清時に起こりやすい患側上肢のリンパ浮腫の予防と対策も必要です。

　また、乳がんは薬物療法が効果的であり、補助療法が推奨されています。しかし、抗がん剤を用いると、様々な副作用（合併症）、後遺症が生じます。治療中の合併症の重要なものは、好中球減少による感染のリスクであり、抗がん剤治療中は、出来るだけ感染のリスクを下げるために、日常生活での注意、特に食事などの注意が必要です。口内炎、下痢などが生じれば、刺激の少ない食事の工夫も重要です。

　後遺症に関しては、末梢神経障害などのケアも必要です。サブタイプのうち最も多いホルモン感受性の高い乳がんでは、補助療法としてホルモン療

法がおこなわれます。閉経前と閉経後でホルモン環境が異なり使用する薬剤も異なりますが、基本的に血中のエストロゲン濃度を下げることがホルモン療法では有効であり、そのために多くの患者さんが更年期障害に苦しむことになります。更年期症状には、不定愁訴を伴うことが多く、薬剤の有害事象と鑑別する必要があります。さらに就労などを通じて生きる意欲を持つことも重要で、就労支援も社会的なケアとして考えなければなりません。

　病気を治すには、上記のような治療により生じた合併症、後遺症なども考慮する必要があり、また社会生活の中での患者さんへの支援も重要です。これらもケアとして医療の中に含まれます。米国では、Treatment（治療）という概念が変化しつつあり、Service、Care という言葉も用いて患者さんをあらゆる角度から支援することが医療の本質と受け止められています。医食同源もその一つであり、我々医療者はその点も認識する必要があります。ぜひ、本書を有効に活用していただくことを希望しています。

埼玉医科大学国際医療センター院長・乳腺外科教授　**佐伯俊昭**

●本書の特長

　病後のケアにおいては食事が大事です。手術後の食事のとり方については主食・主菜・副菜などの基本レシピ、さらには化学療法中の方に向けて、体調不良の状態に合わせて、オススメのレシピを紹介しているのでお役立てください。

　また、病気と治療についての一般知識、さまざまな治療法の副作用については第2〜4章で確認しておいてください。食事ばかりではなく自宅に戻ってからの体調管理は第5章を参考にしてください。第6章では経済的な支援が受けられる手続きのいろいろを、具体的に申請できるように解説しています。

　巻末には3人の患者さんのケースを紹介します。

　本書を乳がんの病後のケアにお役立てください。

第2章
乳がんの基礎知識

第3章
乳がんの治療法

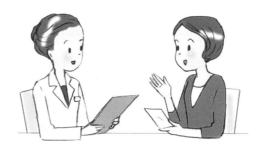

第4章
乳がん治療の副作用への対処

第5章
再発を防ぎ体調を整える生活のしかた

第6章
経済的な支援を受ける
手続きのすべて

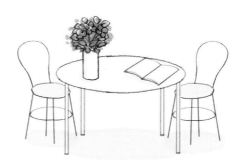

手術後の食事のとり方とレシピ

- ●計量単位は、1 カップ＝ 200㎖、大さじ 1 ＝ 15㎖、小さじ 1 ＝ 5㎖としています。
- ●電子レンジの加熱時間は 600W を目安にしています。機種によって多少の違いがありますので、様子を見ながら調節してください。
- ●とくに表記のない火加減は中火です。
- ●フライパンはこびりつきにくいコーティング加工がされているものを使用しています。
- ●材料、エネルギー量、食物繊維、塩分は原則として 1 人分を記載しています。ただし、「作りやすい分量」と記載したものについては、材料は作りやすい分量、エネルギー量、食物繊維、塩分は 1 人分としています。

レシピ・料理作成・栄養計算／大越郷子（管理栄養士）
執筆協力／野口久美子
撮影／松久幸太郎
撮影協力／ UTUWA

退院後の食べ方の基本

乳がんの場合、手術そのものが「食べること」に影響することはありません。
バランスのよい食事で、適正体重を維持することを心がけましょう。

●1日1800kcalを目安にバランスよく食べる

　医師から特別な指示がない限り、退院後の食事は、原則としてこれまで
どおりで構いません。1日3食、栄養バランスのよい食事を心がけましょ
う。年齢や生活スタイルによっても異なりますが、**1日の摂取エネルギ
ー量は、1800kcalを目安にします。**

●主食・主菜・副菜を組み合わせる献立が理想

　バランスよく食べるためにおすすめなのが、**「主食」「主菜」「副菜」を
そろえる食べ方です。**主食の役割は、エネルギー源となる糖質を補給する
ことです。ごはん、パン、麺類のほか、いも類やかぼちゃ、とうもろこし
などでんぷん質の多い野菜も主食としてカウントします。主菜は、筋肉や
骨、血液などの材料となるタンパク質を豊富に含むお肉や魚介、卵、豆類
などを中心に。副菜は、体の調子を整えるビタミンやミネラルを多く含む
野菜やきのこ、海藻などをたっぷり使ったものがおすすめです。このほか、
くだものや乳製品なども適量をとりましょう。

●肥満の予防に気を配る

　栄養バランスに加えて注意したいのが、**肥満です。**リンパ節郭清や放射
線治療を受けた場合、後遺症としてリンパ浮腫（126ページ参照）が起
こることがあります。肥満はリンパ浮腫のケアの効果を低下させる原因の
ひとつです。さらに乳がんの発症・再発リスクを高めたり（とくに閉経後）、
肥満から生活習慣病を引き起こしてリンパ浮腫を悪化させたりする可能性
もあるので、体重管理には気を配りましょう。

栄養バランスのよい食事の基本

第1章 手術後の食事のとり方とレシピ

乳がんの基礎知識

乳がんの治療法

乳がん治療の副作用への対処

再発を防ぎ体調を整える生活のしかた

経済的な支援を受ける手続きのすべて

主食
エネルギーとして
使われやすい糖質を補給する

ごはん、パン、
めん類

糖質を多く含む
野菜やいも類
↓
主食の仲間と考え、
ごはんなどと合わせて
食べる量を調節する

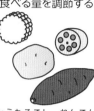

とうもろこし、れんこん
くり、じゃがいも、
さつまいも など

1食当たりの
目安量
ごはん…1膳強(180g)
パン…6枚切りを2枚

摂取エネルギー量の目安
1800kcal／1日
※年齢や生活スタイル
によって異なる

主菜
骨、筋肉、血液などの
材料となるタンパク質を補給する

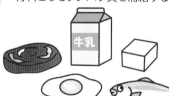

お肉、魚介、卵、豆・豆製品、
牛乳・乳製品 など

副菜
体の調子を整えるビタミン、
ミネラル、食物繊維
などを補給する

野菜、きのこ、海藻、
こんにゃく など

1食当たりの
目安量

手のひら
ひとつ分

加熱したもの
↓
片方の手に
のるぐらい

生
↓
両手に
のるぐらい

11

脂質や糖質のとり過ぎに注意する

肥満はリンパ浮腫を悪化させる原因となり、乳がんの再発などにも関係しています。肥満予防には、脂質や糖質のとり方に注意することが有効です。

●糖質と脂質は体のおもなエネルギー源

肥満の予防・改善のために日ごろから心がけたいのが、脂質や糖質をとり過ぎないようにすることです。肥満とは、体に脂肪がつき過ぎた状態のこと。脂質と糖質はエネルギー源として欠かせない栄養素ですが、活動量に対して摂取量が多過ぎると肥満につながります。

体内で、最初にエネルギー源となるのが糖質。脂質は、糖質が不足したときに使われます。ただし糖質が使いきれずにあまった場合、脂肪につくりかえられ、皮下や内臓のまわりにたまっていきます。

●糖質や脂質は適量をとることが大切

肥満対策として注意したいのは、脂質や糖質の「とり過ぎ」です。糖質は脳のおもなエネルギー源であり、脂質はホルモンなどの材料としても欠かせないもの。極端に摂取量を減らすのはよくありません。また、糖質や脂質が不足すると、タンパク質がエネルギー源として使われてしまうため、筋肉量の減少などにもつながります。**医師から特別な指示がない限り、あまり神経質にならず、**昼食で糖質をとり過ぎたら夕食では控えめにする、というように、ゆるやかに調節することを習慣づけるとよいでしょう。

●お肉や魚介は種類や部位にも注意して選ぶ

お肉は部位によって脂肪の含有量が大きく異なります。牛肉や豚肉なら脂質の多いバラ肉などは控えめにし、ももなど赤身の多い部位を選びます。鶏もも肉やむね肉は、皮を取り除いて使うことで大幅にエネルギーダウン。魚なら、青背のものより白身のほうが脂質は少なめです。

術後の食べ方の基本

女性が1日にとりたいエネルギー量の目安

身体活動レベル(※)	低い	普通	高い
30〜49歳	1750kcal	2000kcal	2300kcal
50〜69歳	1650kcal	1900kcal	2200kcal
70歳以上	1500kcal	1750kcal	2000kcal

※身体活動レベル
低い：座って過ごすことが多い場合
普通：座って過ごすのが中心だが、通勤や買い物・家事、立った姿勢での仕事、
　　　軽いスポーツなども行う場合
高い：移動や立って行う仕事が多かったり、スポーツをしたりしている場合

エネルギー源となる栄養素

糖質
エネルギー源として最初に使われる、脳のおもなエネルギー源でもある。使いきれずにあまった分は脂肪にかわる

1gあたり
4kcal

脂質
糖質が不足したとき、エネルギー源として使われる。ホルモンなどの材料にもなる

1gあたり
9kcal

タンパク質
骨や筋肉などの構成成分となる。糖質や脂質が不足したときはエネルギー源としても使われる

1gあたり
4kcal

肥満を防ぐ調理と食べ方の工夫

適正体重を維持するためには、毎日の食事に少し気を配ることが大切。調理法などの工夫で、あまりがまんせずに肥満を防ぐこともできます。

●調理の工夫でエネルギー量をカット

　肥満予防のためとはいえ、食べる量を減らしてがまんする方法は長続きしないことが多いもの。エネルギー摂取量をコントロールするためには、食材選びや調理法を工夫することが有効です。19ページ〜のレシピは、脂質や糖質の摂取量を抑えながら、味やボリュームの面では満足感が得られるものを紹介しています。献立の一部にこうした料理をとり入れることで、エネルギー摂取量を調節することができます。

●食物繊維が豊富な食材を積極的にとる

　低エネルギーの食事づくりに役立つのが、食物繊維が豊富な食材です。食物繊維は人の体内で消化することができない成分で、エネルギー量はほぼ0です。さらに、噛む回数が増えるため、食べるペースが落ちて満腹感を感じやすくなったり、腸内で糖質の吸収を緩やかにして糖質が脂肪に変わるのを抑えたりする効果も期待することができます。野菜やきのこ、海藻などを使った副菜をしっかりとるほか、食物繊維が豊富な食材を主食や主菜に加えて「カサ増し」するのもよい方法です。

●うす味の汁ものを献立に

　献立に汁ものを1品加えることも、食べ過ぎ防止に役立ちます。食事の最初に汁ものを食べることで胃がふくらむため、たくさん食べなくても満腹感を得られるようになります。ただし、味つけが濃かったり、こってりしていたりすると、塩分や脂質をとり過ぎてしまいます。毎食とるなら、薄味でさっぱりしたものにするとよいでしょう。

肥満予防のための工夫

食物繊維が豊富な食材を利用する

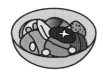

野菜、きのこ、海藻、豆類、こんにゃくなど、食物繊維が豊富な低エネルギー食材をたっぷり使ったおかずを、毎食の献立にとり入れるようにする。

注意！

いも類、かぼちゃ、れんこん、とうもろこし、くりなどは、食物繊維が豊富だが、糖質の含有量も多め。「野菜のおかず」ではなく「主食の一部」と考えるとよい。

食材選びに気を配る

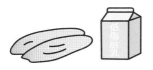

お肉や魚は、脂質の少ない種類や部位を選ぶ（12ページ）。牛乳やヨーグルトなどの乳製品は、低脂肪や無脂肪のものを利用するのもよい方法。

調理法を工夫する

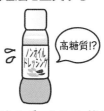

油脂は高エネルギーなので、使う量を控えめに。市販の「ノンオイルドレッシング」は、脂質は少なくても高糖質なものもあるので、表示を確認する。

汁ものを食事の最初に

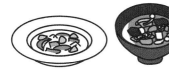

水分で胃をふくらませることも、食べ過ぎの防止に役立つ。塩分や脂質のとり過ぎにつながらないよう、味付けはうす味にするとよい。

ゆっくり食べる

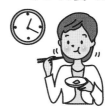

「満腹」のサインが脳に届くまでには、食べはじめてから20分ほどかかる。早食いは食べ過ぎの原因になるので、よく噛んでゆっくり食べる。

第1章 手術後の食事のとり方とレシピ

2 乳がんの基礎知識
3 乳がんの治療法
4 乳がん治療の副作用への対処
5 再発を防ぎ体調を整える生活のしかた
6 経済的な支援を受ける手続きのすべて

体重管理以外に気をつけたいこと

排便のトラブルがあったり、化学療法の副作用に悩まされたりするときは、「無理なく食べられるもの」で栄養補給をすることが大切です。

●大豆イソフラボンのとり方に注意する

　乳がんの手術後に「食べてはいけないもの」はありませんが、大豆イソフラボンのとり方には少し気を配りましょう。大豆イソフラボンは、大豆や大豆製品に含まれる成分で、女性ホルモンに似た働きをもつと考えられています。**乳がんの発症には女性ホルモンが関わっているので、大豆イソフラボンもとり過ぎないようにしたほうが安心です。**

　大豆や大豆製品にはタンパク質や食物繊維が豊富なものもあるので、とる量を極端に減らす必要はありません。大豆イソフラボンの摂取量は、1日あたり 70 〜 75mg が目安とされています。

●食欲がないときは食べやすいものを

　肥満の予防・改善を心がけることは大切ですが、術後に抗がん剤治療を行う場合、副作用で食欲が落ちたり、ものを食べにくくなったりすることがあります。その場合は、食べられる量や体調に合わせて、食べやすいものからエネルギー補給をしましょう。反対に、術後にホルモン療法を行う場合、薬の影響で食欲が増すこともあります。

●リンパ浮腫がつらい場合は、簡単なものを中心に

　女性の場合、退院直後から自分や家族の食事をつくらなければならないことも少なくないでしょう。とくにリンパ浮腫がある場合、腕や肩が動かしにくく、調理がつらいこともあります。無理をすると症状が悪化することもあるので、19 ページ〜のレシピのように**簡単な手順でつくれるものを中心にし、体への負担を減らしましょう。**

第1章 手術後の食事のとり方とレシピ

乳がんの基礎知識

乳がんの治療法

乳がん治療の副作用への対処

再発を防ぎ体調を整える生活のしかた

経済的な支援を受ける手続きのすべて

大豆イソフラボンの含有量の例

食品	1食あたりの目安量	平均含有量
大豆	大さじ1(13g)	18.3mg
煮大豆	小鉢1つ(30g)	21.6mg
豆腐	1/4丁(75g)	15.2mg
きなこ	大さじ1(8g)	21.3mg
高野豆腐	1枚(16g)	14.2mg
おから	小鉢1つ(50g)	5.3mg
豆乳	1杯(210g)	52.1mg
納豆	1パック(40g)	29.4mg
みそ	大さじ1(18g)	8.9mg
しょうゆ	大さじ1(18g)	0.2mg

厚生科学研究（生活安全総合研究事業）
食品中の植物エストロゲンに関する調査研究 (1998) より算出

1日の摂取量：70〜75mgを目安にするとよい

主食の役割ととり方の基本

ごはん、めん、パンなどは、体内でエネルギー源として使われる糖質を多く含む食材です。糖質のとり過ぎは肥満の原因にもなるので、適量で満足できるメニューを工夫しましょう。

調理のヒント

主食には、満腹感を高める役割もあります。単に量を減らすのではなく、低エネルギー食材と組み合わせるなどして、ボリューム感を増すとよいでしょう。

1 ごはんなどは控えめに

1食あたり、ごはんなら茶碗1杯強、パンなら6枚切り2枚ぐらいまでの量に抑える

2 主食と組み合わせて満足度アップ

主菜と主食を合わせたひと皿にすれば、ごはんなどの量が少なめでも満足できる

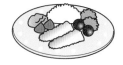

3 見た目や食感が似た食材を利用する

めん類なら、一部をきのこやしらたきなどに置きかえても違和感なく食べられる

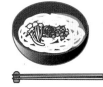

4 食物繊維が豊富な食材を組み合わせる

よく噛んで食べる必要があるメニューなら、食べるペースが落ちて少量でも満腹に

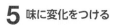

5 味に変化をつける

調理法などを工夫して味にバリエーションをつけ、楽しみながら食べられるようにする

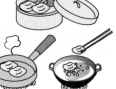

第**1**章　手術後の食事のとり方とレシピ

2 乳がんの基礎知識

3 乳がんの治療法

4 乳がん治療の副作用への対処

5 再発を防ぎ体調を整える生活のしかた

6 経済的な支援を受ける手続きのすべて

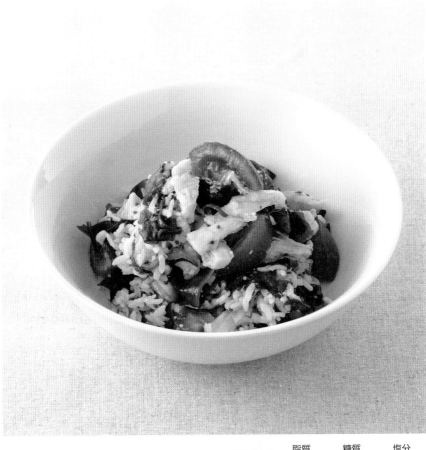

477 kcal 　脂質 **13.1** g 　糖質 **58.1** g 　塩分 **2.3** g

ライスサラダ

材料（1人分）

ごはん‥‥‥‥‥‥‥‥‥‥‥140g
蒸し鶏（市販品）‥‥‥‥‥‥‥80g
海藻ミックス（乾燥）‥‥‥‥‥8g
トマト‥‥‥‥‥‥‥‥‥‥‥小1個
Ⓐ ┌オリーブオイル‥‥‥‥‥小さじ2
　├粒マスタード‥‥‥‥‥‥大さじ1
　└塩、こしょう‥‥‥‥‥‥‥各少々

作り方

①蒸し鶏は粗くさく。トマトはくし形切りにし、海藻ミックスは水につけて戻し、水けをきる。

②ボウルにⒶを入れて混ぜ合わせ、①、ごはんを加えて混ぜる。

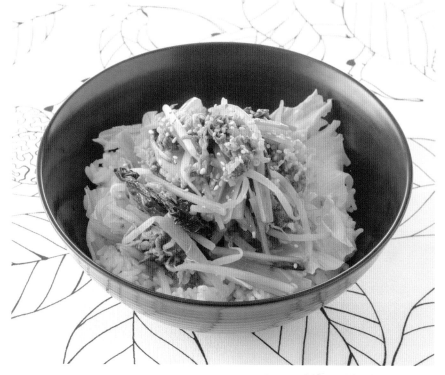

481 kcal	脂質 21.0 g	糖質 51.1 g	塩分 1.7 g

レンジビビンバ

材料（1人分）

ごはん……………………………120g
牛薄切り肉………………………60g
レタス………………………………1枚
にんじん…………………………30g
小松菜……………………………50g
もやし……………………………50g

Ⓐ
┌ にんにく（すりおろす）…小さじ½
│ ごま油………………………小さじ1
│ 酒……………………………大さじ1
│ めんつゆ……………………小さじ2
└ 豆板醤………………………小さじ⅓

白炒りごま………………………少々

作り方

①レタスはひと口人にちぎる。にんじんはせん切り、小松菜は4cm長さに切る。

②牛肉は細切りにし、混ぜ合わせたⒶをもみ込む。

③耐熱皿にレタス以外の野菜を入れ、上に②をのせる。ふんわりとラップをかけて、電子レンジで4分加熱する。

④全体を軽く混ぜてラップをかけ、そのまま2分ほどなじませる。

⑤器にごはんを盛り、レタスと④をのせてごまをふる。

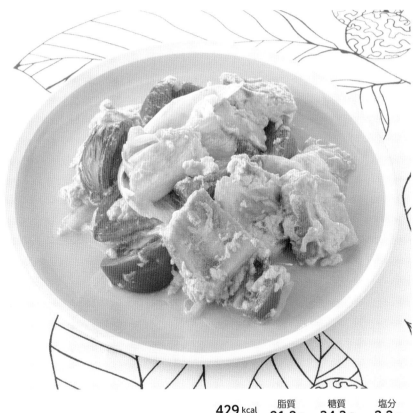

第1章 手術後の食事のとり方とレシピ

乳がんの基礎知識

乳がんの治療法

乳がん治療の副作用への対処

再発を防ぎ体調を整える生活のしかた

経済的な支援を受ける手続きのすべて

429 kcal 脂質 **21.2** g 糖質 **34.3** g 塩分 **2.2** g

パン入りスクランブルエッグ

材料（1人分）

食パン（6枚切り）……………………1枚
卵…………………………………………2個
バター……………………………小さじ2
トマト……………………………………1個
レタス……………………………………2枚
Ⓐ[牛乳（低脂肪）…………大さじ1
　　塩、こしょう……………各少々

作り方

①食パンはトーストし、ひと口大に切る。トマト、レタスもひと口大に切る。

②ボウルに卵を入れて溶きほぐし、Ⓐを加えて混ぜ合わせ、パンを加える。

③フライパンにバターを熱し、トマトとレタスをさっと炒める。

④②を加え、強火で全体を大きく混ぜながら炒める。

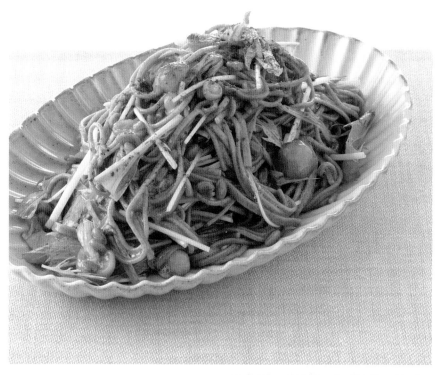

| 393 kcal | 脂質 6.9 g | 糖質 54.9 g | 塩分 2.7 g |

納豆となめこのあえそば

材料（1 人分）

乾そば……………………………70g
納豆………………………………1パック
なめこ……………………………1パック
水菜………………………………40g
Ⓐ [だし汁……………………¼カップ
　　めんつゆ…………大さじ1と⅓
一味唐辛子(好みで)………………少々

作り方

①水菜は3cm長さに切る。

②そばは表示時間通りにゆでる。ゆ
　で上る直前に水洗いしたなめこを
　加え、水にさらして水けをきる。

③ボウルにⒶを入れて混ぜ合わせ、
　①、②、納豆を加えて混ぜる。

④器に盛り、好みで一味唐辛子をふ
　る。

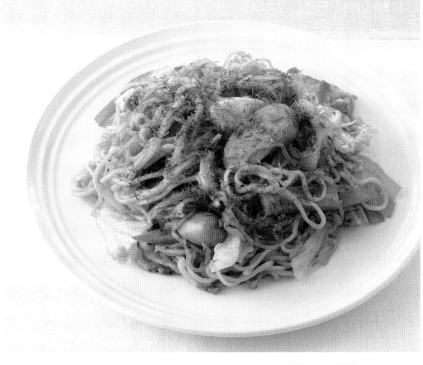

第1章
手術後の食事の
とり方とレシピ

乳がんの基礎知識

乳がんの治療法

乳がん治療の
副作用への対処

再発を防ぎ体調を
整える生活のしかた

経済的な支援を受ける
手続きのすべて

473 kcal	脂質 26.6 g	糖質 34.5 g	塩分 3.3 g

しらたき入り焼きそば

材料（1人分）

中華蒸しめん……………………½玉
しらたき（黒）………………200g
キャベツ……………………………1枚
にんじん…………………………30g
ウインナーソーセージ…………3本
桜えび……………………大さじ1と½
サラダ油……………………小さじ2
ウスターソース………………大さじ1
Ⓐ ┌ しょうゆ、ウスターソース
  │ ……………………各大さじ½
  └ 酒……………………………大さじ1
青のり………………………………少々

作り方

①しらたきは食べやすい長さに切って下ゆでし、ウスターソースを絡める。中華めんは袋の口をあけて耐熱皿にのせ、電子レンジで1分加熱する。

②キャベツはひと口大にちぎる。にんじんは短冊切りにし、ソーセージは斜め切りにする。

③フライパンにサラダ油を熱して②を炒め、野菜がしんなりしてきたら①を加えて炒める。Ⓐを加え、水分を飛ばすように炒め、桜えびを混ぜる。

④器に盛り、青のりをふる。

23

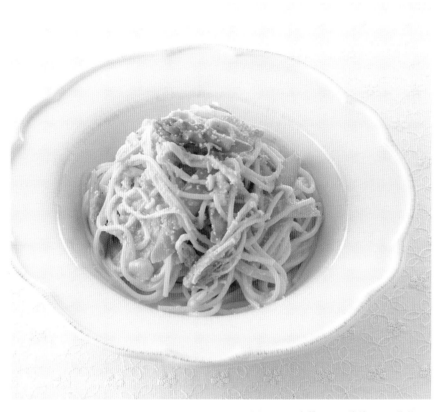

411 kcal	脂質 9.6 g	糖質 55.7 g	塩分 2.9 g

えのき入り明太子パスタ

材料 (1 人分)

スパゲッティ………………………70g
えのきたけ………………………50g
グリーンアスパラガス……………2本
明太子………………………40g
Ⓐ ┌ 牛乳 (低脂肪)………大さじ2
　　├ バター………………小さじ2
　　└ しょうゆ……………小さじ½

作り方

①えのきたけは根を切ってほぐす。アスパラガスは斜め切りにする。

②たっぷりの熱湯でスパゲッティをゆで始める。ゆであがる1分前に①を加える。

③ボウルに明太子とⒶを入れて混ぜ合わせ、②のゆで汁大さじ2を加えて混ぜる。水けをきった②を加え、全体を混ぜる。

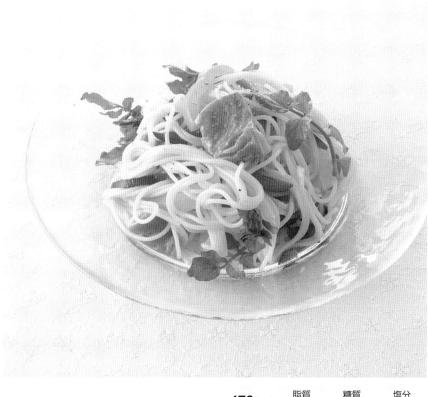

第**1**章
手術後の食事の
とり方とレシピ

乳がんの基礎知識

乳がんの治療法

乳がん治療の副作用への対処

再発を防ぐ体調を整える生活のしかた

経済的な支援を受ける手続きのすべて

472 kcal 　脂質 **17.3** g 　糖質 **52.8** g 　塩分 **1.3** g

サーモンとパプリカの冷製パスタ

材料 (1 人分)

スパゲッティ………………………60g
サーモン (生食用) ………………60g
パプリカ(赤、黄) ………………各¼個
クレソン……………………………20g
Ⓐ ┌フレンチドレッシング （市販品）
　　………………………………大さじ1
　├ レモン汁……………………大さじ2
　│ 砂糖………………………小さじ1
　└ 塩、こしょう……………各少々

作り方

①パプリカはせん切り、サーモンはそぎ切りにする。クレソンは葉先をつむ。

②たっぷりの熱湯でスパゲッティを表示時間より1分長くゆで、水にさらしてから水けをきる。

③ボウルにⒶを入れて混ぜ合わせ、①、②を加えて全体を混ぜる。

主菜の役割ととり方の基本

主菜は、お肉、魚介、卵など、タンパク質を多く含む食材を使ったおかずです。タンパク質は筋肉や骨、血液などの材料として欠かせない栄養素なので、毎食きちんととることが大切です。

調理のヒント

動物性タンパク質が豊富な食材の中には、脂肪も多く含むものがあります。
種類や部位を上手に選び、エネルギー量を考えながら調理法も工夫しましょう。

1 1食あたり手のひらひとつ分を目安に

主菜のメインとなる食材は、手のひら
ひとつ分ほどの量を1食当たりの目安にする

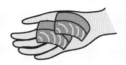

2 脂質の多い食材はやや少なめに

脂身の多い部位のお肉や脂質を多く含む魚は、
手のひらひとつ分よりやや少なめに

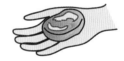

3 お肉は部位を上手に選ぶ

牛肉や豚肉ならももやロースが低エネルギー。
鶏肉は皮を取り除いて使うとよい

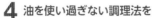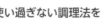

4 油を使い過ぎない調理法を

揚げものや油をたっぷり使う炒めものは、
オーブン焼きやレンジ加熱などで代用を

5 乳製品は低脂肪・無脂肪のものを利用

牛乳やヨーグルトは、低脂肪や無脂肪のものを
選ぶと、脂質のとり過ぎ防止に役立つ

低脂肪
200ml

yogurt

第1章

手術後の食事のとり方とレシピ

乳がんの基礎知識 2

乳がんの治療法 3

乳がん治療の副作用への対処

再発を防ぎ体調を整える生活のしかた 5

経済的な支援を受ける手続きのすべて 6

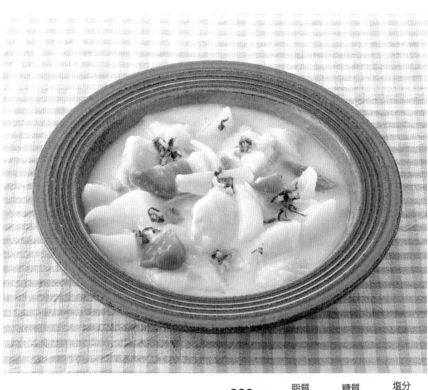

| 288 kcal | 脂質 7.8 g | 糖質 30.9 g | 塩分 2.3 g |

鶏肉とかぶのホワイトシチュー

材料（作りやすい分量・2人分）

鶏むね肉（皮なし）……………100g
かぶ（根）…………………………2個
かぶ（葉）…………………………適量
玉ねぎ……………………………½個
にんじん…………………………80g
じゃがいも（すりおろす）…………1個
牛乳（低脂肪）……………1と½カップ
バター……………………………大さじ1
Ⓐ ［水………………………1と½カップ
　　顆粒コンソメ……………小さじ2
片栗粉……………………………適量
塩、こしょう……………………各少々

作り方

①かぶの根と玉ねぎはくし形切りに、にんじんは乱切りにする。かぶの葉はさっとゆでて小口切りにする。鶏肉はそぎ切りにし、片栗粉をまぶす。

②鍋にバターを熱し、玉ねぎとにんじんを炒める。Ⓐを加え、沸騰したらかぶの根を加えて6分煮る。

③鶏肉、じゃがいも、牛乳を加え、途中で混ぜながら3分煮る。

④塩、こしょうで味をととのえて器に盛り、かぶの葉をちらす。

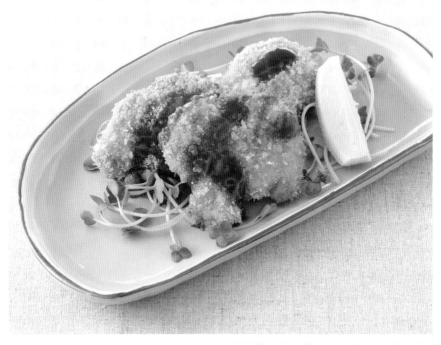

| 276 kcal | 脂質 12.0 g | 糖質 17.9 g | 塩分 1.7 g |

焼きとんかつ

材料（1人分）

豚ヒレ肉·····························80g
貝割れ大根·······················15g
Ⓐ [小麦粉·····················大さじ1
　　水·······················大さじ1と½
パン粉·····························適量
サラダ油·······················小さじ2
塩、こしょう·····················各少々
ウスターソース·················小さじ2
レモン（好みで）·················適量

作り方

① 豚肉は1cm厚さに切り、たたいて薄めに伸ばす。塩、こしょうをふり、混ぜ合わせたⒶを両面につけてパン粉をまぶす。

② オーブントースターの天板にアルミホイルを敷き、①を並べる。サラダオイルをかけ、7～8分焼く（※）。

③ 貝割れ大根とともに器に盛ってソースをかけ、好みでレモンを添える。

※こげるようなら、途中でアルミホイルをかぶせる。

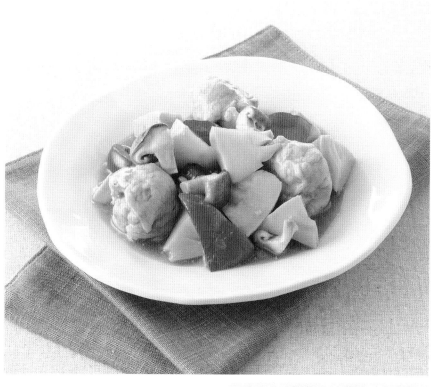

第1章 手術後の食事のとり方とレシピ

2 乳がんの基礎知識

3 乳がんの治療法

4 乳がん治療の副作用への対処

5 再発を防ぎ体調を整える生活のしかた

6 経済的な支援を受ける手続きのすべて

232 kcal 　脂質 **11.9** g 　糖質 **13.4** g 　塩分 **1.8** g

レンジ酢豚

材料（1人分）

豚肩ロース薄切り肉	60g
生しいたけ	2枚
パプリカ（赤）	¼個
たけのこ（水煮）	90g

Ⓐ
- 酒 ……………………… 小さじ2
- おろししょうが、片栗粉 ……………………… 各小さじ1

Ⓑ
- 鶏ガラスープの素、砂糖 ……………………… 各小さじ½
- 酢 ……………………… 大さじ1
- オイスターソース …… 大さじ½
- 片栗粉 ……………… 小さじ1
- 水 ……………………… 大さじ2

作り方

①しいたけは四つ割り、パプリカとたけのこは乱切りにする。

②豚肉にⒶをもみ込み、3等分して丸める。

③耐熱ボウルに①、②を入れ、Ⓑを加えて混ぜ合わせる。ふんわりとラップをかけて電子レンジで3分加熱し、いったん取り出して混ぜる。

④ラップをかけ直してさらに1分30秒加熱し、全体を混ぜる。

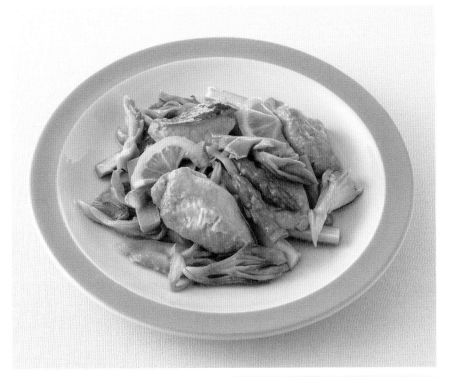

253 kcal	脂質 12.0 g	糖質 13.5 g	塩分 1.9 g

さけのレモンマリネ

材料（1人分）

生さけ……………………………1切れ
まいたけ……………………………60g
グリーンアスパラガス………………3本
Ⓐ ┌ しょうゆ、みりん……各小さじ2
　 │ 酒、レモン汁…………各大さじ1
　 └ ごま油……………………小さじ2
レモン（国産・輪切り）…………3〜4枚
小麦粉………………………………適量

作り方

①グリーンアスパラガスは縦半分にして4cm長さに切る。まいたけは小房に分ける。

②さけはひと口大に切り、小麦粉をまぶす。

③耐熱皿に①を入れて②をのせ、混ぜ合わせたⒶをかける。レモンをのせ、ふんわりとラップをかけて電子レンジで2分加熱する。

④いったん取り出して皿の中の水分を全体に回しかけ、ラップをかけ直してさらに2分加熱する。粗熱がとれたら、冷蔵庫で30分以上味をなじませる。

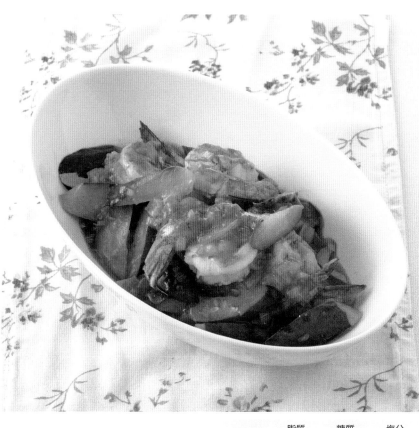

第1章 手術後の食事のとり方とレシピ

2 乳がんの基礎知識

3 乳がんの治療法

4 乳がん治療の副作用への対処

5 再発を防ぎ体調を整える生活のしかた

6 経済的な支援を受ける手続きのすべて

216 kcal	脂質 8.5 g	糖質 11.7 g	塩分 2.3 g

きゅうり入りエビチリ

材料（1人分）

えび………………………………5尾
きゅうり…………………………1本
長ねぎ（みじん切り）……………⅓本
にんにく（みじん切り）…………½片
Ⓐ ┌酒………………………………大さじ1
　├ウスターソース、トマトケチャップ
　│………………………………各小さじ2
　└鶏ガラスープの素……小さじ⅓
豆板醤………………………………小さじ⅓
ごま油………………………………小さじ2

作り方

①きゅうりは乱切りにする。えびは殻をむいて背を開き、酒、片栗粉（各分量外）をもみ込んで水洗いする。

②フライパンにごま油、にんにく、豆板醤を入れて弱火で熱し、香りが出たら中火にして、長ねぎ、えび、きゅうりを加えて炒める。

③Ⓐを加え、全体を混ぜながら2分ほど炒める。

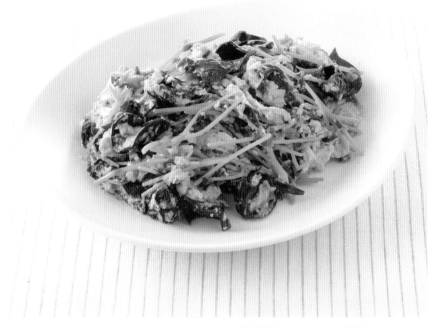

| 269 kcal | 脂質
19.6g | 糖質
3.3g | 塩分
2.3g |

きくらげと豆苗の卵炒め

材料（1人分）

卵 ……………………………… 2個
きくらげ（乾燥）………………… 4g
豆苗 ………………………………… 40g
Ⓐ ［ 酒 ………………………… 小さじ2
　　 塩、こしょう …………… 各少々
ごま油 ………………………… 小さじ2
ポン酢しょうゆ ……………… 大さじ1

作り方

① きくらげは水につけてもどし、かたい部分を切り落とす。豆苗は長さを半分に切る。

② ボウルに卵を入れて溶きほぐし、Ⓐを加えて混ぜる。

③ フライパンにごま油を熱して①を炒め、ポン酢しょうゆを回しかけて②を加える。周りから大きく混ぜ合わせ、半熟になるまで加熱する。

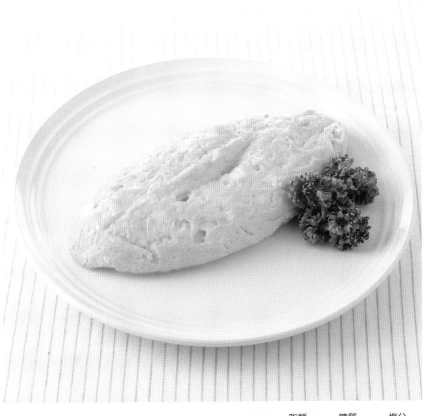

351 kcal　脂質 **24.6**g　糖質 **3.1**g　塩分 **1.9**g

豆腐&チーズのオムレツ

材料（1人分）

卵	2個
豆腐(木綿)	⅓丁(100g)
カッテージチーズ	40g
Ⓐ マヨネーズ	小さじ1
マスタード	小さじ½
塩、こしょう	各少々
サラダ油	小さじ1
パセリ(好みで)	適量

作り方

①ボウルに卵を入れて溶きほぐし、水けをきってちぎった豆腐、カッテージチーズ、Ⓐを加えて混ぜ合わせる。

②フライパンにサラダ油を熱し、強火にして①を流し入れる。周りから大きく混ぜ、半熟になったら奥に寄せて形を整え、両面を焼く。

③器に盛り、好みでパセリを添える。

33

糖質＆脂質オフに役立つ食材

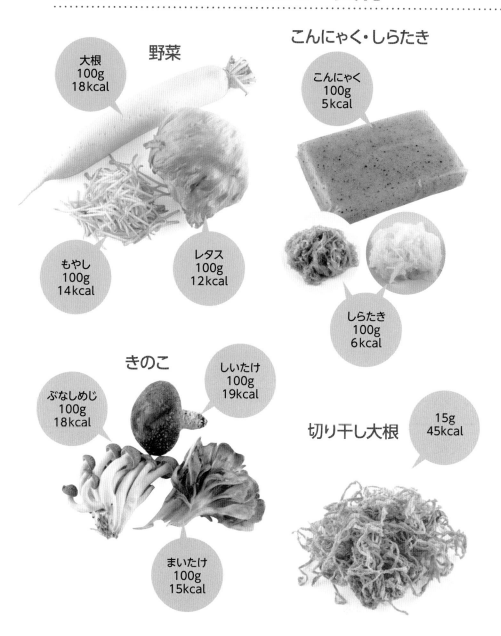

野菜

大根
100g
18kcal

もやし
100g
14kcal

レタス
100g
12kcal

こんにゃく・しらたき

こんにゃく
100g
5kcal

しらたき
100g
6kcal

きのこ

ぶなしめじ
100g
18kcal

しいたけ
100g
19kcal

まいたけ
100g
15kcal

切り干し大根

15g
45kcal

食物繊維を多く含む低エネルギー食材のほか、低脂肪・無脂肪の乳製品も便利。
魚の缶詰はノンオイルの水煮を選びましょう。

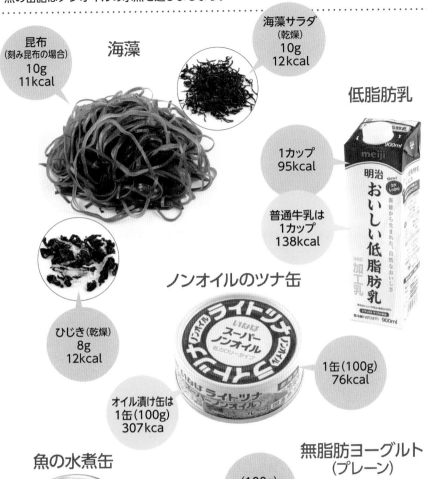

昆布
(刻み昆布の場合)
10g
11kcal

海藻

海藻サラダ
(乾燥)
10g
12kcal

低脂肪乳

1カップ
95kcal

普通牛乳は
1カップ
138kcal

ノンオイルのツナ缶

ひじき(乾燥)
8g
12kcal

1缶(100g)
76kcal

オイル漬け缶は
1缶(100g)
307kca

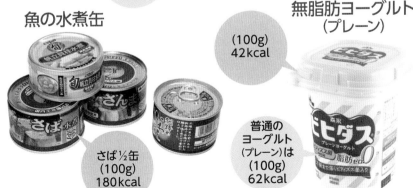

魚の水煮缶

無脂肪ヨーグルト
(プレーン)

(100g)
42kcal

さば½缶
(100g)
180kcal

普通の
ヨーグルト
(プレーン)は
(100g)
62kcal

※ p34 ～ 35 に記載したエネルギー量は、一般的なものの目安量あたりの数値です。

第1章 手術後の食事のとり方とレシピ

2 乳がんの基礎知識

3 乳がんの治療法

4 乳がん治療の副作用への対処

5 再発を防ぎ体調を整える生活のしかた

6 経済的な支援を受ける手続きのすべて

副菜の役割ととり方の基本

副菜に適しているのは、野菜やきのこ、海藻などを使ったおかず。代謝を助けたり体調を整えたりするために欠かせないビタミン、ミネラルや食物繊維などをしっかりとりましょう。

調理のヒント

主食、主菜に加え、毎食1〜2品の副菜をとるのが理想です。
いろいろな種類の食材を使うことを意識すると、栄養の偏りを防ぐことができます。

1 生の状態で両手いっぱいを目安に

1食当たりの副菜の量は、加熱前の状態で、両手いっぱいにのるぐらいを目安にする

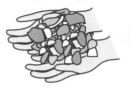

2 加熱した状態なら片方の手いっぱい

野菜は加熱するとかさが減るため、加熱後なら1食あたり片方の手にのるぐらいが目安

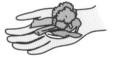

3 食物繊維が豊富な食材を利用

満腹感を高め、糖質の吸収を緩やかにする食物繊維は、副菜からもしっかり補給するとよい

4 汁ものをプラスして満腹感アップ

食べ過ぎ防止には、汁ものも有効。
お湯を注ぐだけでできる簡単なもの（40〜41ページ）も

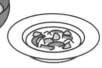

5 市販の調味料は成分をチェック

ノンオイルドレッシングは、糖質が多めのものも。
成分を確認して、使い方の工夫を

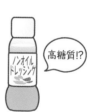

高糖質!?

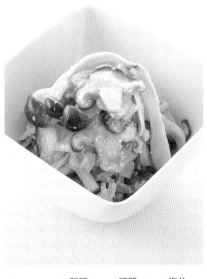

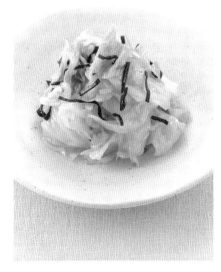

第1章 手術後の食事のとり方とレシピ

乳がんの基礎知識

乳がんの治療法

乳がん治療の副作用への対処

再発を防ぎ体調を整える生活のしかた

経済的な支援を受ける手続きのすべて

118 kcal	脂質 5.8 g	糖質 10.4g	塩分 1.0 g

78 kcal	脂質 4.3 g	糖質 6.4g	塩分 1.0 g

きのこの チーズドレッシング

材料と作り方（1人分）

①しめじ50gは小房に分け、エリンギ1本は縦にさく。生しいたけ2個と玉ねぎ¼個は薄切りにする。

②耐熱皿に①を入れ、ふんわりとラップをかけて電子レンジで3分加熱する。

③酢大さじ1、粉チーズ小さじ2、オリーブオイル、しょうゆ各小さじ1、はちみつ小さじ⅔を混ぜ合わせ、②に加えてあえる。

キャベツの塩昆布あえ

材料と作り方（1人分）

①ポリ袋に、小さめにちぎったキャベツ2枚、塩昆布4g、ごま油小さじ1、塩少々を入れ、袋の上から軽く手でもむ。

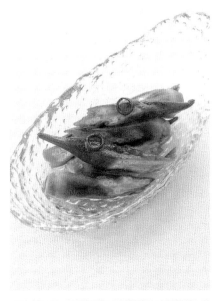

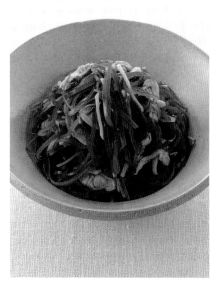

31 kcal	脂質 2.1 g	糖質 1.0g	塩分 0.5g

76 kcal	脂質 0.8 g	糖質 6.5g	塩分 2.3g

焼きオクラのだしびたし

材料と作り方 (作りやすい分量・2人分)

① フライパンにごま油小さじ1を熱し、ガクをとったオクラ8本を入れて弱火でじっくり炒める。

② 鍋にだし汁80ml、酒大さじ1、塩少々、赤唐辛子の輪切り⅓本分を入れてひと煮立ちさせ、保存容器などに①とともに入れて味をなじませる。

切り昆布とあさり缶のさっと煮

材料と作り方 (作りやすい分量・2人分)

① 鍋にだし汁1カップ、酒、みりん各小さじ2、しょうゆ大さじ1を入れ、切り昆布150g、あさり水煮缶1缶を缶汁ごと加えて強火で加熱する。

② 沸騰したら中火にし、混ぜながら7〜8分、汁けがなくなるまで煮る。

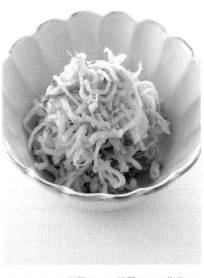

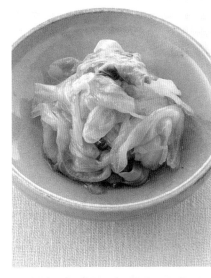

23 kcal	脂質 0 g	糖質 5.2g	塩分 1.0 g

23 kcal	脂質 0.9 g	糖質 2.5g	塩分 1.0 g

切り干し大根と桜えびの
すし酢あえ

材料と作り方（作りやすい分量・2人分）

①切り干し大根25gは水につけてもどし、水けをしぼって食べやすい長さに切る。

②ポリ袋に①、桜えび大さじ3、すし酢大さじ2、白炒りごま大さじ1を入れ、袋の上から軽くもむ。

レタスのラー油あえ

材料と作り方（1人分）

①レタス3枚はちぎり、熱湯で30秒ほどゆでてザルに上げる。

②ボウルにポン酢しょうゆ大さじ1、ラー油少々を入れて混ぜ、水けをきった①を加えてあえる。

第1章
手術後の食事のとり方とレシピ

乳がんの基礎知識

乳がんの治療法

乳がん治療の副作用への対処

再発を防ぎ体調を整える生活のしかた

経済的な支援を受ける手続きのすべて

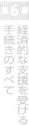

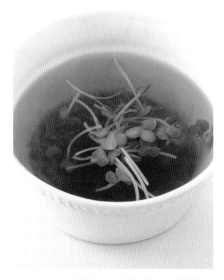

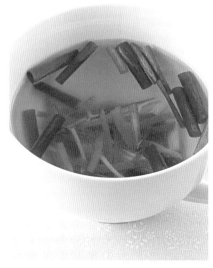

24 kcal	脂質 0.2 g	糖質 2.7g	塩分 0.9 g		13 kcal	脂質 0.1 g	糖質 1.0g	塩分 1.8 g

のりの佃煮となめたけの
和風スープ

材料と作り方（1人分）

①器に、のりの佃煮小さじ2、なめた
　け小さじ1、3～4等分に切った貝
　割れ大根8gを入れる。
②熱湯180㎖を注ぎ、よく混ぜる。

ザーサイと小ねぎの
中華スープ

材料と作り方（1人分）

①ザーサイ12gはせん切り、小ねぎ2
　本は3㎝長さに切り、かに風味かま
　ぼこは長さを半分に切ってほぐす。
②①を器に入れ、熱湯180㎖を注い
　でよく混ぜる。

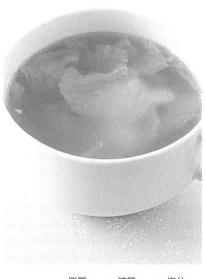

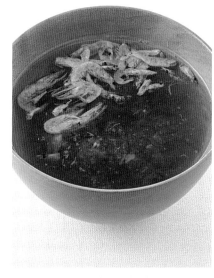

68 kcal	脂質 4.8 g	糖質 1.5g	塩分 0.7 g

12 kcal	脂質 0.1g	糖質 1.0g	塩分 1.1g

レタスとチーズの カレースープ

材料と作り方（1人分）

①器に、小さくちぎったレタス1枚、溶けるチーズ15g、カレー粉小さじ½、顆粒コンソメ小さじ⅓、こしょう少々を入れる。

②熱湯180㎖を注いでよく混ぜる。

とろろ昆布と桜えびの お吸いもの

材料と作り方（1人分）

①器に、とろろ昆布1つまみ、桜えび大さじ1、昆布茶小さじ1を入れる。

②熱湯180㎖を注いでよく混ぜる。

小腹対策に役立つおやつ

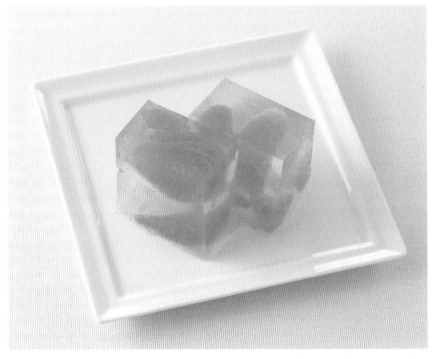

78 kcal	脂質 0.1 g	糖質 18.9 g	塩分 0g

フルーツ寒天

材料（作りやすい分量・6人分）

粉寒天……4g
みかんの缶詰……1缶(425g)
砂糖……50g
水……適量

作り方

①みかんの缶汁に水を加えて550㎖にし、鍋に入れる。寒天と砂糖を加えて溶かしながら加熱し、沸騰してから弱火で1〜2分煮る。

②火を止めてみかんを加え、粗熱がとれたら型に流し入れ、冷蔵庫で冷やし固める。

③食べる直前に切り分ける。

間食はしないのが理想ですが、食べたい場合は、
糖質や脂質をとり過ぎないものを選ぶようにしましょう。

第1章 手術後の食事のとり方とレシピ

乳がんの基礎知識

乳がんの治療法

乳がん治療の副作用への対処

再発を防ぎ体調を整える生活のしかた

経済的な支援を受ける手続きのすべて

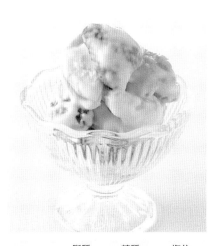

| 135 kcal | 脂質 4.6 g | 糖質 16.5 g | 塩分 0.2 g |

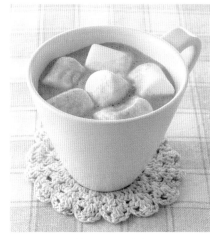

| 212 kcal | 脂質 8.9 g | 糖質 25.2 g | 塩分 0.2 g |

簡単フローズンヨーグルト

材料（1人分）

ヨーグルト（プレーン・無脂肪）……150g
好みのくだもの（※）……100g

※写真のものは、いちご、キウイフルーツ、
　オレンジを使用

作り方

①くだものは食べやすく切り、冷凍し
　ておく。
②①を凍ったままボウルに入れ、ヨー
　グルトを加えて混ぜる。そのまま30
　秒〜1分ほどおき、ヨーグルトがか
　たまってきたら器に盛る。

甘くないマシュマロココア

材料（1人分）

ココアパウダー（無糖のもの）……小さじ2
牛乳（低脂肪）……1カップ
マシュマロ……6個

作り方

①耐熱カップにココアと牛乳を入れ、
　ラップをかけずに電子レンジで1分
　30秒加熱する。
②取り出してよく混ぜ、マシュマロを
　浮かべる。

化学療法中のおすすめレシピ

手術の前後に行われることがある化学療法中には、副作用による不調に悩まされることがあります。こうした時期には、「食べられるもの」を食べて、体力をキープすることが大切です。

化学療法中の**調理のヒント**

化学療法中に現れる不調は、人によって異なります。
まずは症状をきちんと見極め、食材選びや調理法を工夫していきましょう。

1 味覚異常があるときは、おいしいと思えるもの

味を感じにくい、塩味や甘味を不快に感じるなど、
症状に応じて、食べやすい味つけを工夫する

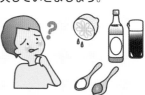

2 吐き気があるときは
水分の多いものが食べやすい

吐き気・嘔吐に悩まされるときは、
水分が多くさっぱりしたものや、冷たいものがおすすめ

3 口内炎がつらいときは刺激の少ないものを

熱いものや酸味のあるものを避ける。食べにくさから
食欲が低下するので、エネルギーが補給できるものを

4 胃の不調を感じるときは消化がよいものを

脂質が多いものは胃に負担をかけるので、
やわらかく、消化のよいものを中心にするとよい

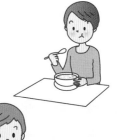

5 下痢が見られるときは水分と栄養補給が大切

胃腸を刺激しないものを選ぶことが大切。
下痢をすると水分も失われるので、水分補給も忘れずに

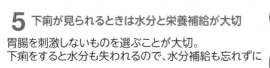

味覚異常 （塩味が不快）

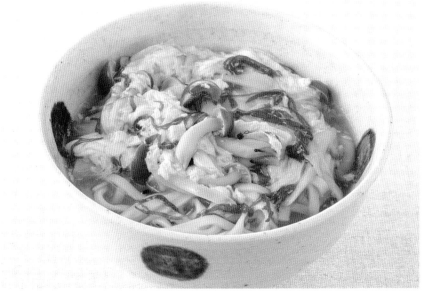

| 362 kcal | 脂質
7.2g | 糖質
55.0g | 塩分
3.7g |

もずく入りかき玉うどん

材料（1人分）

ゆでうどん……………………200g
卵……………………………1個
長ねぎ…………………………⅓本
しめじ…………………………1パック
もずく…………………………60g
Ⓐ ┏ だし汁…………………1カップ
　 ┗ みりん、しょうゆ………各大さじ1

作り方

①長ねぎは斜め切りにし、しめじは小房に分ける。うどんは表示時間どおりにゆでる。

②鍋にⒶと長ねぎ、しめじを入れて加熱し、沸騰したらうどんを加える。1分ほど煮てから、うどんを器に取り出す。

③②にもずくを加え、溶きほぐした卵を回し入れる。すぐに火を止め、②にかける。

234 kcal	脂質 11.2 g	糖質 8.6 g	塩分 1.9 g

豚肉の梅肉焼き

材料 (1人分)

豚ヒレ肉‥‥‥‥‥‥‥‥‥‥‥‥‥‥80g
ししとう‥‥‥‥‥‥‥‥‥‥‥‥‥‥3本
生しいたけ‥‥‥‥‥‥‥‥‥‥‥‥2個
Ⓐ ┌ 梅肉‥‥‥‥‥‥‥‥‥‥‥‥1個分
　 ├ みりん‥‥‥‥‥‥‥‥‥‥小さじ2
　 └ 削り節‥‥‥‥‥‥‥‥‥‥‥適量
Ⓑ 　酒、水‥‥‥‥‥‥‥‥各大さじ1
サラダ油‥‥‥‥‥‥‥‥‥‥‥小さじ2
片栗粉‥‥‥‥‥‥‥‥‥‥‥‥‥適量

作り方

① ししとうは切込みを入れ、しいたけは半分に切る。豚肉は薄切りにし、片栗粉をまぶす。

② フライパンにサラダ油を熱し、ししとうとしいたけを炒めて端に寄せる。

③ ②の空いたところに豚肉を並べ、両面をさっと焼く。片面に混ぜ合わせたⒶを塗り、Ⓑを回し入れてふたをし、1分30秒蒸し焼きにする。

第1章 手術後の食事のとり方とレシピ

乳がんの基礎知識

乳がんの治療法

乳がん治療の副作用への対処

再発を防ぎ体調を整える生活のしかた

経済的な支援を受ける手続きのすべて

味覚異常 （味を感じにくい）

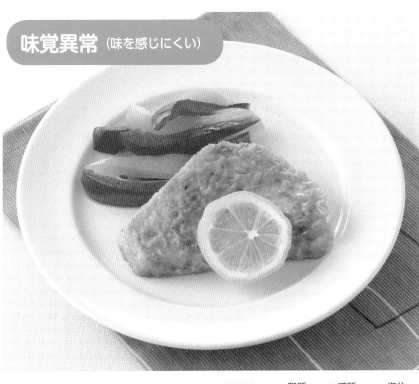

219 kcal ｜ 脂質 **12.9**g ｜ 糖質 **6.6**g ｜ 塩分 **0.8**g

めかじきのカレームニエル

材料（1人分）

めかじき	1切れ
パプリカ(赤、黄)	各⅛個
Ⓐ ⎡小麦粉	小さじ1
⎣カレー粉	小さじ½
バター	小さじ2
酒	大さじ1
塩、こしょう	各少々
レモン	輪切り1枚

作り方

①パプリカは乱切りにする。めかじきは塩、こしょうをふり、混ぜ合わせたⒶをまぶす。

②フライパンにバターを熱し、パプリカを炒める。空いている部分にめかじきを入れ、両面をこんがり焼く。

③酒を加えてふたをし、2分ほど蒸し焼きにする。器に盛り、レモンを添える。

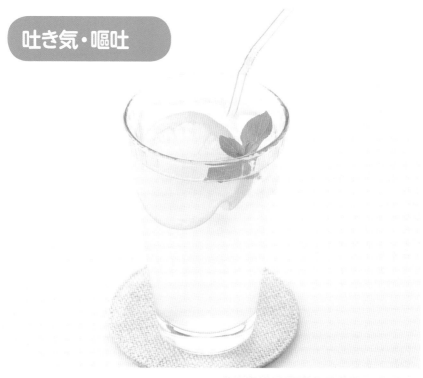

72 kcal	脂質 0.1 g	糖質 19.7 g	塩分 0 g

ハニーレモネード

材料 (1 人分)

レモン汁 ······················· 大さじ 2
Ⓐ ⌈ お湯 ······················· 大さじ 2
　 ⌊ はちみつ ······················ 大さじ 1
水、氷 ······························ 各適量
レモン、ミント (好みで) ··········· 各適量

作り方

①ボウルなどにⒶを入れ、よく混ぜて
　はちみつを溶かす。
②グラスに①とレモン汁を入れ、混ぜ
　合わせる。氷を入れて水を注ぎ、好
　みでレモンとミントを添える。

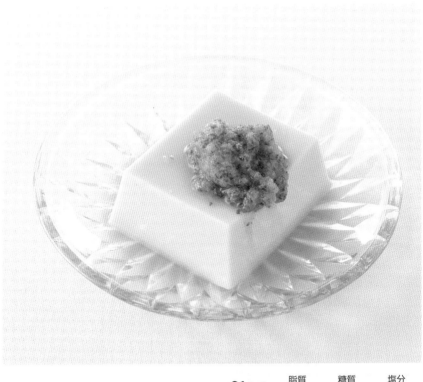

第1章
手術後の食事の
とり方とレシピ

乳がんの基礎知識

乳がんの治療法

乳がん治療の副作用への対処

再発を防ぎ体調を整える生活のしかた

経済的な支援を受ける手続きのすべて

91 kcal	脂質 5.0 g	糖質 4.3g	塩分 1.2 g

さっぱり卵豆腐

材料(1人分)

卵豆腐……………………1パック
きゅうり…………………………⅓本
Ⓐ ┌ 酢……………………小さじ2
　 │ 砂糖…………………小さじ½
　 └ 塩…………………………各少々

作り方

①きゅうりをすりおろし、Ⓐを加えて混ぜる。
②器に卵豆腐を盛り、①をかける。

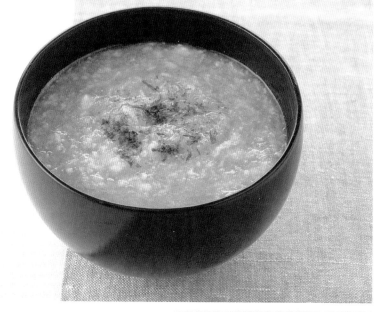

115 kcal | 脂質 **0.2**g | 糖質 **21.8**g | 塩分 **2.0**g

かぶととろろの
お吸いもの

材料（1人分）

かぶ（根）……………………………1個
山いも……………………………70g
Ⓐ ┌ だし汁………………………1カップ
　└ 酒、しょうゆ…………各小さじ2
青のり……………………………適量

作り方

①かぶ、山いもは、それぞれすりおろ
　す。

②鍋にⒶとかぶを入れて火にかけ、
　沸騰してから2分煮る。山いもを加
　えて温める。

③器に盛り、青のりをふる。

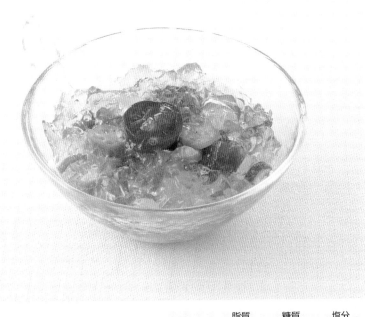

第1章
手術後の食事の
とり方とレシピ

乳がんの基礎知識

乳がんの治療法

乳がん治療の
副作用への対処

再発を防ぎ体調を
整える生活のしかた

経済的な支援を受ける
手続きのすべて

49 kcal　脂質 **2.2**g　糖質 **3.6**g　塩分 **0.9**g

ミニトマトのゼリー寄せ

材料（作りやすい分量・2人分）

ミニトマト……………………………6個
オクラ……………………………………4本
Ⓐ　┌ 水………………………………320mℓ
　　├ 顆粒コンソメ……………小さじ½
　　└ 塩、こしょう………………各少々
フレンチドレッシング……………小さじ2
粉ゼラチン…………………………………5g

作り方

①ミニトマトは半分に切る。オクラは
　さっとゆで、小口切りにする。
②鍋にⒶを入れ、沸騰したら火を止
　め、ゼラチンをふり入れて溶かす。
　氷水に当てて冷やし、粗熱がとれた
　らフレンチドレッシングと①を加え
　て混ぜる。
③保存容器などに移し、冷蔵庫で冷
　やしかためる。スプーンなどでくず
　して器に盛る。

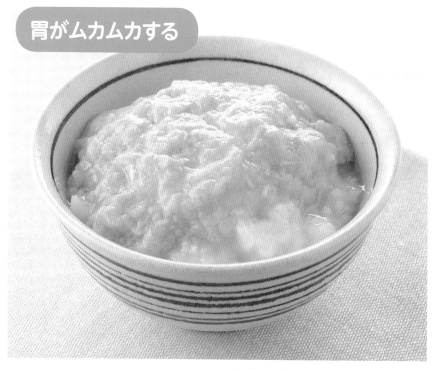

	脂質	糖質	塩分
203 kcal	5.8 g	28.0 g	2.0 g

卵のあんかけおかゆ

材料 (1 人分)

ごはん…………………………………50g
水………………………………………250g
卵………………………………………1 個
Ⓐ ┌ だし汁………………………………80㎖
　 │ 酒、みりん、しょうゆ……各小さじ2
　 └ 片栗粉………………………………小さじ1

作り方

①鍋にごはんと水を入れ、やわらかくなるまで煮る。

②別の鍋にⒶを入れ、よく混ぜてから火にかける。混ぜながら加熱し、とろみがついてきたら1分ほど煮て、溶きほぐした卵を少しずつ回し入れる。

③器に①を盛り、②をかける。

第1章
手術後の食事の
とり方とレシピ

乳がんの基礎知識

乳がんの治療法

乳がん治療の副作用への対処

再発を防ぎ体調を整える生活のしかた

経済的な支援を受ける手続きのすべて

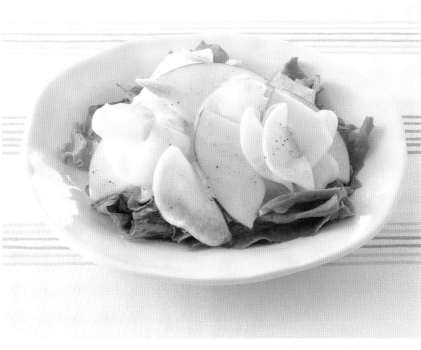

139 kcal 　脂質 **8.3**g 　糖質 **13.6**g 　塩分 **0.8**g

りんごとかぶのサラダ

材料（1人分）

かぶ（根）……………………………1個
りんご…………………………………¼個
リーフレタス………………………1枚
Ⓐ ┌オリーブオイル…………小さじ2
　 │ゆず果汁…………………大さじ1
　 │砂糖………………………1つまみ
　 └塩、こしょう………………各少々
ゆずの皮（好みで・せん切り）………適量

作り方

①かぶとりんごは薄切りにする。リーフレタスはひと口大にちぎる。
②器に①を盛り、混ぜ合わせたⒶをかける。好みでゆずの皮をちらす。

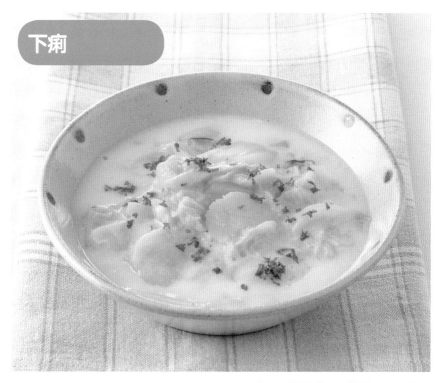

| 210 kcal | 脂質 7.0g | 糖質 13.7g | 塩分 3.5g |

白菜とほたてのクリーム煮

材料 (1 人分)

白菜 ………………………………… 1枚
ほたて貝柱 …………………………… 3個
ハム …………………………………… 2枚
低脂肪乳 …………………………… ½カップ
Ⓐ [水 …………………………… ½カップ
　　鶏ガラスープの素 ……… 小さじ1
塩、こしょう ……………………… 各少々
片栗粉 ………………………………… 適量
パセリ (みじん切り・好みで) ……… 少々

作り方

①白菜はそぎ切り、ハムはせん切りにする。ほたて貝柱は厚みを半分に切って片栗粉をまぶす。

②鍋にⒶを入れて火にかけ、沸騰したら白菜とハムを加えて3分煮る。

③低脂肪乳を加え、沸騰したらほたて貝柱を加える。2分ほど煮て、塩、こしょうで味をととのえる。

④器に盛り、好みでパセリをちらす。

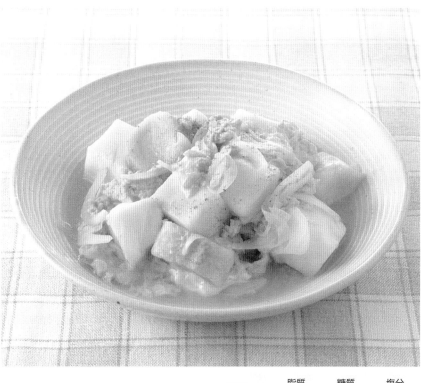

第1章
手術後の食事の
とり方とレシピ

2 乳がんの基礎知識

3 乳がんの治療法

4 乳がん治療の副作用への対処

5 再発を防ぐ体調を整える生活のしかた

6 経済的な支援を受ける手続きのすべて

202 kcal	脂質 6.6 g	糖質 17.4 g	塩分 2.8 g

はんぺんと麩の卵とじ

材料（1人分）

はんぺん………………………1枚（80g）
麩………………………………3～4個
玉ねぎ…………………………¼個
卵………………………………1個
Ⓐ［だし汁…………………………160㎖
　めんつゆ（3倍濃縮）………小さじ2
粉さんしょう（好みで）………………少々

作り方

①はんぺんはひと口大に切る。玉ねぎは薄切りにする。

②フライパンにⒶを入れて火にかけ、沸騰したら玉ねぎを加えて2分煮る。

③はんぺんと麩を加え、1分煮てから溶きほぐした卵を回し入れる。すぐに火を止め、ふたをして30秒ほどおく。

④器に盛り、好みで粉さんしょうをふる。

がんを防ぐための**新12カ条**

「がんを防ぐための新 12カ条」は、現時点で科学的に認められている証拠や、日本人を対象とした調査に基づいてまとめられたもの。がんの予防だけでなく、再発などを防ぐための生活習慣づくりにも役立ちます。

1. たばこは吸わない
2. 他人のたばこの煙をできるだけ避ける
3. お酒はほどほどに
4. バランスのとれた食生活を
5. 塩辛い食品は控えめに
6. 野菜や果物は不足にならないように
7. 適度に運動
8. 適切な体重維持
9. ウイルスや細菌の感染予防と治療
10. 定期的ながん検診を
11. 身体の異常に気がついたら、すぐに受診を
12. 正しいがん情報でがんを知ることから

(国立がん研究センターがん予防・検診研究センター)

乳がんの
基礎知識

乳がんとはどんな病気か

乳がんとは、乳房のなかの乳腺にできるがんのことです。何年もかけてゆっくりと進行しますが、早い段階で転移していることもあります。

●がんは母乳を分泌する器官に発生する

　乳房は、母乳の分泌にかかわる乳腺が乳頭を中心に放射状に並び、これらを支えるように脂肪組織などの間質で満たされています。乳腺は、母乳（乳汁）を分泌する小葉と、小葉でつくられた母乳を乳頭まで運ぶ乳管などの総称で、乳がんのほとんどは乳管にできる乳管がんです。小葉がんは5〜10％程度で、病理学的検査で両者を区別することができます。

　また、乳がんが発生しやすいのは乳頭より上部で、特に乳房外側のわきの下に近い部分が約50％以上にのぼるという報告もあります。

●しこりができる頃にはがんは進行している

　乳管または小葉で発生したがん細胞は分裂を繰り返しながら増殖していきますが、発生した組織のなかにとどまっている状態を非浸潤がん、組織から外に広がった状態を浸潤がんといいます。非浸潤がんはかなり初期の段階で、乳房を触ってしこりを感じる頃には発生から数年が経過しており、増殖したがんが固まって間質に広がった浸潤がんに進行していると考えられます。

●早い段階で小さな転移が起こることもある

　乳がんは早期に発見されることも多く、比較的生存率も高いがんですが、しこりにもならないほど小さながん細胞が乳腺からこぼれ落ち、間質のなかを通るリンパや血管（脈管）の流れにのって全身に広がっていくことがあります（微小転移）。画像検査では確認できないほど小さな転移が、肺や肝臓、骨などに転移巣をつくり、乳がん手術の数年後に転移という形で再発することもあるので、治療の際にはそれらを踏まえた選択が大切です。

乳房と乳腺の構造

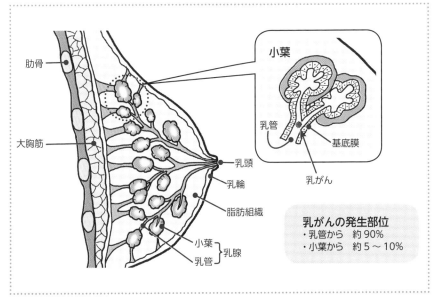

肋骨

大胸筋

乳頭

乳輪

脂肪組織

小葉 } 乳腺
乳管 }

小葉

乳管

基底膜

乳がん

乳がんの発生部位
・乳管から　約90%
・小葉から　約5〜10%

※ NPO法人キャンサーネットジャパン「もっと知ってほしい乳がんのこと　2017年版」より作成

乳管がんの広がりかた

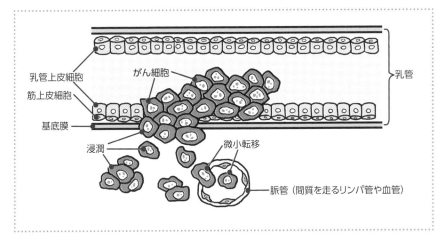

乳管上皮細胞

筋上皮細胞

基底膜

がん細胞

乳管

浸潤

微小転移

脈管（間質を走るリンパ管や血管）

■1■ 手術後の食事のとり方とレシピ

第2章 乳がんの基礎知識

■3■ 乳がんの治療法

■4■ 乳がん治療の副作用への対処

■5■ 再発を防ぎ体調を整える生活のしかた

■6■ 経済的な支援を受ける手続きのすべて

女性ホルモンと関係が深い乳がん

エストロゲンという女性ホルモンが、乳がんの発生や増殖に大きな影響を及ぼしていますが、リスクとなる要因はそれだけではありません。

●エストロゲンが乳腺にも影響を与える

エストロゲンは主に卵巣でつくられる女性ホルモンの一種で、**卵胞ホルモン**とも呼ばれます。このホルモンのレベルが長期間高い状態にあると、乳がんのリスクが高くなるといわれています。

エストロゲンは初潮を迎えるにあたって増加し始め、その後は排卵の前後に大量に分泌されます。この間、乳腺も大量のエストロゲンの影響を受けます。そのため、月経の回数が多いことがリスク要因となります。

また、特にホルモンの影響を強く受けるタイプ（**ホルモン受容体陽性**）の場合は、出産の回数や初産の年齢なども影響するといわれています。

●閉経後の肥満も乳がん発生要因の１つ

食生活や生活習慣も乳がん発生の要因となります。**多量の飲酒や喫煙（受動喫煙も要因となる可能性がある）** がその一例です。

また、**閉経後においては肥満**がリスクを高めます。これは、脂肪細胞の男性ホルモンが女性ホルモンに変換されるためです。いっぽうで閉経後も適度な運動をしている人は、がんのリスクが低いこともわかっています。

●乳がんは遺伝によって発生することもある

がんの多くは遺伝とは無関係ですが、乳がんの場合、患者さんの５〜10％程度が遺伝性のものであると考えられており（**遺伝性乳がん**）、その原因となる遺伝子もいくつか明らかになっています。血縁者のなかに乳がんになった人が複数いる場合はその体質を引き継いでいる可能性がありますが、原因となる遺伝子を持っているからといって、必ずしも乳がんになるわけではありません。

乳がんのリスク要因はいろいろある

エストロゲン（女性ホルモン）の影響
長い期間、以下のような体内のエストロゲンレベルが高い状態にあると、
乳腺もエストロゲンの影響を受け続ける

- 初潮が早かった（12歳未満）
- 閉経が遅かった（55歳以上）
- 月経周期が短い
- 出産経験がない
- 出産回数が少ない
- 初産年齢が高い
- 授乳経験がない、授乳期間が短い
- 閉経後で肥満
- 更年期障害でホルモン補充療法を受けた

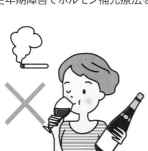

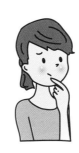

食生活や生活習慣の影響
さまざまながんの発生要因となりうる食生活や
生活習慣は、乳がんにも同様の影響を与える

- 多量の飲酒
- 喫煙（受動喫煙も要因となる可能性がある）
- 閉経後の運動不足

体質や遺伝による影響
乳がん患者の5～10％は遺伝性
であると考えられる

- 血縁者（母、姉妹、おば、祖母など）に
  乳がんや卵巣がんになった人が複数いる
- 卵巣がんになったことがある
- 乳がん以外の乳房の病気になったこ
  とがある
- 閉経前で身長が高い

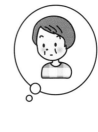

第1章 手術後の食事のとり方とレシピ

第2章 乳がんの基礎知識

第3章 乳がんの治療法

第4章 乳がん治療の副作用への対処

第5章 再発を防ぎ体調を整える生活のしかた

第6章 経済的な支援を受ける手続きのすべて

乳がんでみられる症状

乳がんの症状は、比較的早期の段階から乳房や乳頭、乳輪に現れます。そのため、自己発見率も約60％とかなり高くなっています。

●注意深いセルフチェックで症状を見つける

　内臓にできるがんは検診などで早期発見するしかありませんが、乳がんの場合は症状が現れやすいため、自分で注意深く観察したり触ったりすること（**セルフチェック**）で、比較的早い段階からがんの疑いをもつことができます。ただし、気になる症状があっても、セルフチェックの段階ではあくまでも疑いでしかないため、早期の検査が必要です。

●乳房の左右の変化を見逃さない

　一般的にわかりやすい症状が**乳房のしこり**です。起きた状態と横になった状態で腕を上げ、乳房をまんべんなく指の腹で撫でます。がん細胞が1cm程度に成長すると、軟骨のような感触が指に触れます。

　また、鏡に向かって両腕を頭の後ろで組み、左右の乳房に変化がないかを観察します。**皮膚のくぼみやひきつれ、乳輪の湿疹、乳頭の赤みやただれ**などがないかを確認し、さらに乳頭をつまんで**血液が混じった分泌物**がないかもチェックします。その際、下着の内側が汚れていないかも確認します。

　乳房に痛みがある場合、同時に赤みがあって熱をもっていれば炎症性乳がんの可能性がありますが、痛みだけならほかの病気の可能性もあります。

●リンパ節への転移や遠隔転移の症状

　しこりがわきの下にある場合は、乳がんがリンパ節に転移している可能性があります。また、遠隔転移の場合、**骨転移**であれば腰や背中・肩などの痛みが、**肺転移**であれば咳が出たり息苦しくなるなどの症状になって現れます。

乳がんの主な症状の現れかた

乳房のしこり
がん細胞が増殖してしこりが１㎝程度になると、注意深く触れば気づくようになる。感触は少し弾力のある軟骨のような感じで、たいてい乳房といっしょに動くが、肋骨や胸筋と癒着していると動かないこともある

わきの下のしこり
乳がんがリンパ節に転移している可能性がある

乳房の赤み、痛み、熱
乳房のしこりははっきりとしないが、皮膚が赤く、痛みや熱がある場合、がん細胞が皮膚の近くのリンパ管で増殖して炎症を起こしていると考えられる（炎症性乳がん）
ただし、痛みの多くは、乳腺症や乳腺炎などがん以外で起こる場合が多い

乳房の皮膚の変化
皮膚の近くにえくぼのようなくぼみやひきつれがみられる
また、皮膚の表面に細かな凸凹ができたり（橙皮状）、毛穴がブツブツと開いたような状態（豚皮状）がみられる

乳頭や乳輪部分の湿疹やただれ
乳頭が赤くなってただれたり、乳輪に湿疹ができてなかなか治らない

乳頭の陥没や位置の偏り
もとからのものではなく、最近になって乳頭が陥没したり、乳頭の位置が乳輪の一方に偏った

乳頭からの分泌物
乳頭から血液や血液の混じった茶褐色の分泌物が出る

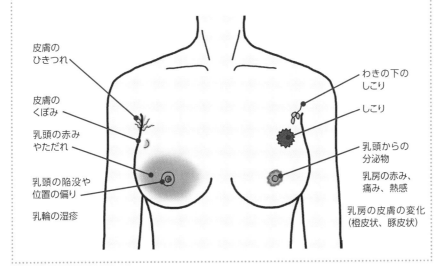

皮膚の
ひきつれ

皮膚の
くぼみ

乳頭の赤み
やただれ

乳頭の陥没や
位置の偏り

乳輪の湿疹

わきの下の
しこり

しこり

乳頭からの
分泌物

乳房の赤み、
痛み、熱感

乳房の皮膚の変化
（橙皮状、豚皮状）

第1章 手術後の食事のとり方とレシピ

第2章 乳がんの基礎知識

第3章 乳がんの治療法

第4章 乳がん治療の副作用への対処

第5章 再発を防ぎ体調を整える生活のしかた

第6章 経済的な支援を受ける手続きのすべて

乳がんのステージ区分

乳がんのステージ（病期）は、がんの進行の程度を示すもので、治療方針を決めるにあたっての目安となります。

●病期分類の基準となるTNM分類

　乳がんの病期分類は、一般的に、国際的に用いられているTNM分類を基準としています。TNMは、英語の腫瘍（T）、リンパ節（N）、転移（M）の頭文字からとった名称で、最初にがんが発生した部分（原発巣）の腫瘍の状態（T）、リンパ節への転移の状態（N）、乳房から離れたほかの臓器への転移（遠隔転移）の有無（M）を基準に分類する方法です。

　進行の程度は０期からⅤ期までの６段階に大別されます。さらに、Ⅱ期とⅢ期については、リンパ節転移の場所としこりの大きさなどの組み合わせによって細分化されており、全部で８期に分類されます。

●セルフチェックでは０期の乳がんを見つけられない

　がん細胞が乳管内や小葉内にとどまっている非浸潤がんは０期にあたり、Ⅰ期以上はがん細胞が組織から浸み出した浸潤がんです。また、浸潤がんのうち、Ⅰ期を早期がん、Ⅲ期以上を進行がんと呼びます。

　０期であればリンパ節への転移や遠隔転移もみられないため、手術によって必要な範囲を切除することで根治する可能性が高くなります。しかし、セルフチェックでこの段階の乳がんを見つけるのはかなり難しく、自覚症状のないまま検診などで見つかることがほとんどです。

　乳房のしこりは組織の外に浸潤したかたまりであるため、自分で気づくのはたいていⅠ期ないしⅡ期で、日ごろから注意してチェックしなければⅢ期になるまで気づかないこともあります。

　日々のセルフチェックはもちろん大切ですが、定期的に乳がん検診を受けることで自覚症状が現れる前にがん細胞を見つけることは、がんの完治のためにも重要なのです。

乳がんの病期（ステージ）

しこりの大きさ リンパ節への転移	T0 しこりを 認めない	T1 2cm以下	T2 2.1 〜5cm	T3 5cmを 超える	T4 大きさを問わず、 皮膚や胸壁に浸潤 している または 炎症性乳がん
N0 転移なし		Ⅰ	ⅡA	ⅡB	ⅢB
N1 わきの下に転移 （しこりは可動する）	ⅡA	ⅡA	ⅡB	ⅢA	ⅢB
N2 わきの下に転移 （しこりが組織に固定） または、 胸骨の内側に転移	ⅢA	ⅢA	ⅢA	ⅢA	ⅢB
N3 わきの下と胸骨の 内側の両方に転移 または、鎖骨下、 鎖骨上に転移	ⅢC	ⅢC	ⅢC	ⅢC	ⅢC
M1 遠隔転移あり	Ⅳ	Ⅳ	Ⅳ	Ⅳ	Ⅳ

※ M0（遠隔転移なし）は N0〜N3 の行にかかる。

乳房付近の主なリンパ節

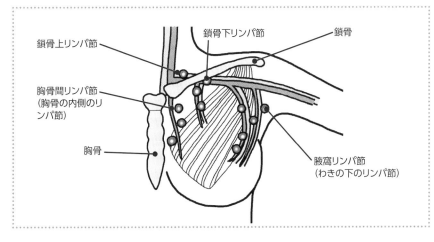

鎖骨下リンパ節

鎖骨上リンパ節

鎖骨

胸骨間リンパ節
（胸骨の内側のリ
ンパ節）

胸骨

腋窩リンパ節
（わきの下のリンパ節）

第1章 手術後の食事の とり方とレシピ

第2章 乳がんの基礎知識

第3章 乳がんの治療法

第4章 乳がん治療の 副作用への対処

第5章 再発を防ぎ体調を 整える生活のしかた

第6章 経済的な支援を受ける 手続きのすべて

乳がん治療で重要な「サブタイプ分類」

乳がんの治療方針を決定するにあたり、病期のほかに、がん細胞の性質で分類する考え方があります。これが、サブタイプ分類です。

●がん細胞の性質によって分類される5つのタイプ

サブタイプ分類は、がん細胞の増殖にかかわるタンパク質を調べ、その特性によって薬物療法による治療法を決定するのに役立ちます。

こうした特性は遺伝子検査で明らかになりますが、それよりも簡易にできるため、病理組織検査で行われるのが一般的です。

乳がんのバイオマーカー（組織や細胞に含まれる物質の変化を数値化して状態の変化を把握するための指標）として用いられるのが、ホルモン受容体（エストロゲン受容体とプロゲステロン受容体）、HER2、Ki67 です。

これらの病理診断により、がん細胞の性質から、ルミナルA型、HER2陰性のルミナルB型、HER2陽性のルミナルB型、HER2型、トリプルネガティブの5つのタイプに分類されます。

●乳がんの多くは女性ホルモンの影響を受けやすいタイプ

女性ホルモンの影響を受けやすいホルモン受容体陽性のタイプを、ルミナルタイプと呼びます。そのなかで、HER2が陰性で、Ki67の値が低いタイプをルミナルA型と分類しますが、乳がんの70%以上がこのタイプです。ルミナルA型の場合、がん細胞の増殖にかかわるのが主にホルモン受容体であると判断できることから、女性ホルモンを抑制するホルモン療法の効果が期待できます。

いっぽう、HER2とKi67はがん細胞の増殖能力の高さを示すバイオマーカーです。HER2陽性やKi67陽性細胞の割合が高い場合は、進行が速く、再発・転移の可能性も高くなります。この場合、化学療法と分子標的薬を組み合わせて治療を行うこともあります。

サブタイプ分類

	ホルモン受容体		HER2	Ki67値
	エストロゲン受容体(ER)	プロゲステロン受容体(PgR)		
ルミナルA型	陽性	陽性	陰性	低
ルミナルB型 (HER2陰性)	陽性 または陰性	弱陽性 または陰性	陰性	高
ルミナルB型 (HER2陽性)	陽性	陽性 または陰性	陽性	低〜高
HER2型	陰性	陰性	陽性	
トリプルネガティブ	陰性	陰性	陰性	

※国立がん研究センター　がん情報サービス HP を参考に作成

乳がんのバイオマーカー

ホルモン受容体

ホルモンを取り入れるための受け口をもった細胞のこと。

乳がんの細胞にエストロゲン受容体とプロゲステロン受容体のどちらかが現れていれば、ホルモン受容体陽性乳がんと判断される。

特に、エストロゲン受容体が陽性の場合、エストロゲンと結合してがん細胞が増殖する。

HER2タンパク

細胞の増殖や分化などの調節にかかわるタンパク質。

HER2タンパクの元となるHER2遺伝子が増殖したり遺伝子変異が起こると、細胞の増殖・分化が制御できなくなる。

そのため、HER2が陽性の場合、増殖能力が高くなり、進行が速い。また、再発・転移の可能性も高くなる。

Ki67

細胞増殖の程度を表す指標となるタンパク質。

Ki67陽性細胞の割合が高い場合、増殖能力が高く、悪性度が高いと考えられる。

ただし、今のところ陽性率の高さについての判断基準が明確ではなく、研究が進められている状態。

第1章 手術後の食事のとり方とレシピ

第2章 乳がんの基礎知識

第3章 乳がんの治療法

第4章 乳がん治療の副作用への対処

第5章 再発を防ぎ体調を整える生活のしかた

第6章 経済的な支援を受ける手続きのすべて

乳がんは30代から60代までの
多くの女性にとって身近ながん

**女性の多くがかかるのに
死亡率は低い乳がん**

　女性がかかるがんのなかで最も多いのが乳がんで、今や、女性の11人に1人は生涯に乳がんを発症するといわれています。

　年齢別の罹患率(りかんりつ)を見てみると、30代後半で急増し、40代後半でピークを迎えます。それ以降は50代後半で多少下がっても60代で再び上昇し、70代になるまで比較的高いままの罹患率が続きます。

　このように女性にとっては身近ながんでありつつも、死亡率では、大腸がん、肺がん、膵臓がん、胃がんに次ぐ5位となっています。

　10年生存率では、ステージⅠの早期がんで約96％、ステージⅡでも約86％の生存率（全がん協生存率調査2019年4月発表）となっており、比較的早期に見つかった場合は治る可能性が高いことがわかります。

**ステージⅢを過ぎると
生存率は極端に低くなる**

　しかし、ステージⅢの10年生存率となると、約59％まで下がってしまいます。

　前述したように、乳がんは丹念なセルフチェックで見つけることができるがんですが、早期がんを見つけるのは困難です。40代になったら定期的にマンモグラフィによる乳がん検診を受けるというのが、やはり早期発見の最善の方法なのです。

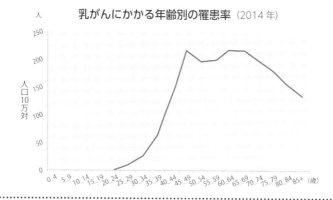

乳がんにかかる年齢別の罹患率 (2014年)

※国立がん研究センターがん対策情報センター「がん登録・統計」より作成

乳がんの
治療法

乳がんで有効なさまざまな治療法

乳がんの治療法は、手術、放射線治療、薬物療法に大別でき、さらに、サブタイプによって薬物療法の治療法が異なります。

●手術は乳がん治療の基本

　乳がんの治療の基本は、手術によってがん細胞を取りきることです。

　手術には、がん細胞の周囲を部分的に切除して乳房を温存する**乳房温存術（乳房部分切除術）**と、乳房をすべて切除する**乳房切除術（乳房全摘術）**があります。

　これまでは、できるだけ乳房を残すよう温存術を選択するケースが多かったのですが、**乳房再建術**が普及したことで、全摘術を行ったうえで再建するケースも増加しています。

●再発リスクを低減させる放射線治療

　乳がんにおける**放射線治療の多くは、術後の補助療法**です。

　乳房温存術で、手術で取りきれなかったがん細胞に照射して再発を防いだり、全摘出したあとで、リンパ節転移が多数みられる場合などに行って再発のリスクを低減させます。

　また、術前に放射線治療を行うことでがん細胞を小さくして、進行がんでも手術を可能にしたり、骨や脳へ遠隔転移したがんの治療にも用いられます。

●薬物療法はサブタイプによって治療法が異なる

　薬物療法は、術前術後の補助療法のほか、他臓器への転移がみられる場合の主要な治療法となります。

　薬物療法には、**抗がん剤による化学療法**、**ホルモン剤によるホルモン療法（内分泌療法）**、**分子標的薬による分子標的治療**があり、サブタイプ分類によってがん細胞の性質に合わせた治療法が選ばれます。

乳がんの治療法

第1章 手術後の食事のとり方とレシピ

第2章 乳がんの基礎知識

第3章 乳がんの治療法

第4章 乳がん治療の副作用への対処

第5章 再発を防ぎ体調を整える生活のしかた

第6章 経済的な支援を受ける手続きのすべて

手術（外科治療）

乳がんでは、がんを取り切ることが治療の基本。

腫瘍の周囲だけを切り取って乳房を残す「乳房温存術」と、乳房をすべて切除する「乳房切除術（乳房全摘術）」に大別される。どちらを選択すべきか明確な条件などはなく、病状などをもとに医師と話し合って決める。

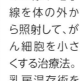

放射線治療

高エネルギーのX線や電子線を体の外から照射して、がん細胞を小さくする治療法。乳房温存術を行ったあと、残った乳房やリンパ節などでの再発のリスクを低減するために行うことが多い。

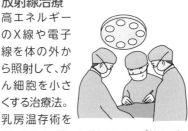

薬物療法

化学療法

抗がん剤によって、細胞の増殖を制御するDNAに作用したり、がん細胞の分裂を阻害することで、がん細胞の増殖を抑える治療法。術前に腫瘍を小さくしたり、術後に転移や再発を防ぐことを目的に用いられることが多い。

ホルモン療法（内分泌療法）

ホルモン受容体（エストロゲン受容体とプロゲステロン受容体）をもつ乳がんに対して効果が期待できる治療法。

作用のしかたや月経の有無などによって用いる薬剤の種類は異なるが、手術後に行う場合、5～10年の治療期間が目安となる。

分子標的治療

がんの増殖にかかわる分子を標的にする薬剤によって、その働きを阻害する治療法。

病理検査でHER2が陽性であるとわかった場合に、抗HER2薬の投与によって、その働きを阻害することが検討される。

サブタイプ分類による薬物療法

サブタイプ	主な薬剤
ルミナルA型	ホルモン剤中心
ルミナルB型（HER2陰性）	ホルモン剤、抗がん剤
ルミナルB型（HER2陽性）	ホルモン剤、抗がん剤、分子標的薬
HER2型	分子標的薬、抗がん剤
トリプルネガティブ	抗がん剤

乳がん治療の基本的な流れ

乳がんでは、診断が下された時点で、約8割が浸潤がんに進行しています。この場合、乳房から外に出たがん細胞をたたくための治療も必要です。

●局所療法と全身療法を効果的に組み合わせる

乳がんの治療は局所療法と全身療法の2つに大別されます。局所にできたがん細胞を治療する手術と放射線は局所療法、いっぽう、乳房の外に浸潤したり、リンパや血液にのって乳房以外に広がったがん細胞を治療する薬物療法は全身療法です。

前述したように、乳がんは、早期に発見できても検診ではわからない微小転移を起こしている場合があります。手術で切除したあとで、こうした転移による再発を防ぐためにも、術前や術後に薬物療法などを行うことが一般的な治療の流れになっています。

とはいえ、病状や治療の効果などは人によって異なるため、患者さんの状況に応じた治療計画が立てられます。

●治療計画をたてるうえでのポイント

治療計画をたてる際には、いくつかのポイントが考慮されます。

①がんの大きさや広がりはどの程度か

②リンパ節への転移があるかどうか

③組織検査で悪性度が認められたか

④がん細胞の性質（サブタイプ分類）に適した治療法はどれか

⑤患者さんの年齢や月経の有無、治療に耐えられる全身状態か

これらの結果を総合的に判断したうえで、患者さんのライフスタイルや治療に対する考え方を尊重して治療方針を決定します。

乳がんの手術は、比較的予後がよいいっぽうで、女性にとって大切な乳房の見た目が変化したり、術後の治療法によっては10年近く継続した治療が必要となります。担当医にしっかり要望を伝えることが大切です。

乳がん治療の基本となる2つの治療法

局所療法	全身療法
・手術療法(乳房温存術、乳房切除術) ・放射線治療	・化学療法(抗がん剤) ・ホルモン療法(ホルモン剤) ・分子標的治療(分子標的薬)

乳がん治療の基本的な流れ

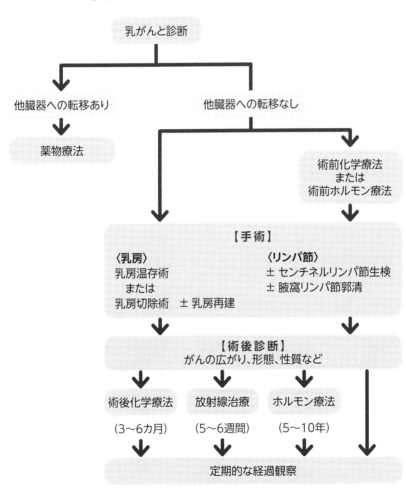

第1章 手術後の食事のとり方とレシピ

第2章 乳がんの基礎知識

第3章 乳がんの治療法

第4章 乳がん治療の副作用への対処

第5章 再発を防ぎ体調を整える生活のしかた

第6章 経済的な支援を受ける手続きのすべて

ステージ（病期）によって違う治療法

病期をもとにした治療方針では、非浸潤がんは基本的に手術のみですが、浸潤がんの場合は、これに薬物療法や放射線治療などを組み合わせます。

●ステージ0期でも放射線治療やホルモン療法を行うことがある

　病期をもとに治療方針を考慮する際は、非浸潤がんである0期、リンパ節転移がないか、または、転移がわきの下もしくは肋骨の内側のどちらかでとどまっているⅠ〜ⅢA期、局所進行がんのⅢB、ⅢC期、遠隔転移のあるⅣ期に大別します。

　0期では、**基本的に手術のみの治療**となりますが、乳房温存術のあとで放射線治療を行ったり、反対側の乳房の再発を防ぐためにホルモン療法を行うこともあります。

●ⅢA期までなら手術が可能

　Ⅰ〜ⅢA期は、手術が可能な浸潤がんです。

　がん細胞が小さい場合は、乳房温存または切除術を行い、病状によってセンチネルリンパ節生検を行ったり、腋窩リンパ節を切除します。その後、手術時に切除した組織を検査して、再発のリスクが大きければ薬物療法や放射線治療を行います。

　また、がん細胞が大きい場合は、手術前に薬物療法で小さくしてから切除することもあります。

●薬物療法が中心となるⅢB、ⅢC期とⅣ期

　ⅢB、ⅢC期は、薬物療法が中心です。治療によってがん細胞が小さくなれば手術や放射線治療を行うこともあります。

　また、遠隔転移が認められる**Ⅳ期でも原則的に手術は行わず、薬物療法による全身治療**で、がんの進行と症状を抑えます。ただし、がんが脳や骨に転移している場合は、放射線治療や手術を行うこともあります。

ステージ (病期) による治療法の選択

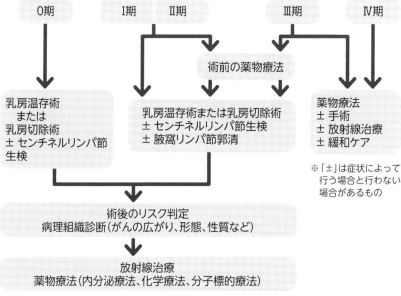

※国立がん研究センターが日本乳癌学会編 『科学的根拠に基づく乳癌診療ガイドライン (1) 治療編 2013 年版』（金原出版）より作成

ステージ (病期) ごとの一般的な治療方針

ステージ（病期）	一般的な治療
0 （非浸潤がん）	腫瘍の範囲が小さい場合は、乳房温存術を行う。場合によっては、センチネルリンパ節のみを切除して生検を行う。 腫瘍の範囲が広い場合は、乳房切除術を行う。
I〜ⅢA	腫瘍が小さい場合は、乳房温存術が可能で、術後に放射線治療を行う。必要に応じて術後薬物療法を行うこともある。 腫瘍が大きく乳房を温存できない場合は、乳房切除術を行ったあとで、再発予防のための薬物療法を行う。また、術前薬物療法でがん細胞が小さくなれば、乳房温存術が可能な場合もある。
ⅢB、ⅢC （局所進行がん）	微小転移の可能性があるため薬物療法が主体となる。その後、がんやリンパ節の腫れが縮小した場合は、手術や放射線治療などの局所療法を行う。
Ⅳ（遠隔転移あり）	薬物治療による全身療法を行う。

第1章　手術後の食事のとり方とレシピ

第2章　乳がんの基礎知識

第3章　乳がんの治療法

第4章　乳がん治療の副作用への対処

第5章　再発を防ぎ体調を整える生活のしかた

第6章　経済的な支援を受ける手続きのすべて

乳房温存が行われる手術法

がん細胞とその周囲の組織を切除するだけで、乳房そのものは残す手術が乳房温存術（乳房部分切除術）です。

●乳房温存術はステージⅡ期までの標準的な局所療法

乳房温存術の目的は、再発率を高めることなく、患者さんが美容的に満足できる乳房を残すことにあります。そのため、**術後に放射線治療が可能なステージⅡ期までの乳がんに対する標準的な治療**となっています。

がん細胞の大きさに関する基準はありませんが、切除後の見栄えを考慮すると概ね3〜4cm程度とされています。ただし、術前の薬物療法でがんを小さくできれば、治療前のしこりの大きさにかかわらず温存術を行うことができます。

●乳房温存術が適応にならないケース

ただし、2つ以上のしこりが同じ側の乳房の離れた場所にある場合や、がん細胞が広範囲に広がっている場合などは、温存術ができません。

また、放射線治療が行えない場合（過去に同じ側の乳房周囲に放射線照射をした、放射線照射のための体位がとれない、膠原病を発症している、妊娠中であるなど）も、**温存術の適応外**となります。

加えて、乳房が小さい場合、乳房のゆがみやへこみが目立つことがあるので、術後の左右の乳房のバランスも考慮したほうがよいでしょう。

●切除後に追加切除することもある

切除した組織は、病理検査で断面やその近くにがん細胞がないかを詳しく調べます。がん細胞が見られる場合（**切除断端陽性**）は、予定の範囲より広めに**追加切除したり、乳房切除術（乳房全摘術）に切り替える**こともあります。また、残っているがん細胞が少ないと予想される場合は、追加切除をせずに放射線治療で対応する場合もあります。

乳房温存術 (乳房部分切除術) の代表的な術式

乳房扇状部分切除術

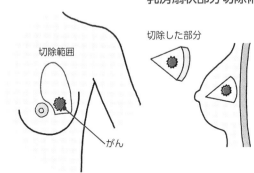

がんを中心に、周辺組織を扇状に切除する方法。

温存術のなかでは切除範囲が比較的広いため、しこりが大きくても取り残しの可能性が低い。

ただし、乳房が小さい場合は、大きく変形しやすい。

乳房円状部分切除術

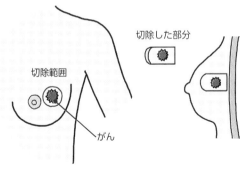

がんを中心に、周辺組織を円状に切除する方法。

切除範囲が比較的小さいため、乳房の変形が小さくてすむが、取り残しがないように少し大きめに切除することもある。

腫瘤摘出術

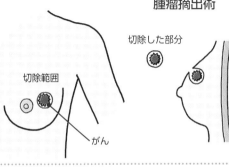

がんを中心に、周囲1cm程度をくり抜くように切除する方法。

切除範囲が小さいため、乳房が変形するリスクは低い。

ただし、がんの取り残しの可能性が高いため、通常は、ごく小さなしこりを切除する場合か、検査を目的として行う。

第1章 手術後の食事のとり方とレシピ

第2章 乳がんの基礎知識

第3章 乳がんの治療法

第4章 乳がん治療の副作用への対処

第5章 再発を防ぎ体調を整える生活のしかた

第6章 経済的な支援を受ける手続きのすべて

乳房を切除する手術法

がん細胞のある側の乳房すべてを切除する手術を乳房切除術（乳房全摘術）といい、乳房温存術ができない場合などに行います。

●胸筋を残す胸筋温存乳房切除術が一般的

　乳房切除術は、ステージⅢA期までの乳がんに対して行われる手術ですが、ⅡA期以下であっても広範囲に多発している浸潤がんや、乳房内に広範囲に広がっている非浸潤がんに対しても行われることがあります。

　かつては、周囲への広がりを防ぐため、乳房に加えて大胸筋、小胸筋、リンパ節全体を切除する**ハルステッド手術**が主流でした。しかし近年では、がん細胞の一部は早い段階から全身に広がるという考え方に基づき、必要以上に大きく切除するよりも、全身に広がっている可能性を考慮して薬物療法を行う方向に変わってきました。

　現在、一般的に行われているのが**胸筋温存乳房切除術**で、**ペイティ法**と**オーチンクロス法**などの術式があります。この術式の場合、胸筋を残すため、皮膚に肋骨が浮き出ることが少なく、肩や腕への運動障害なども軽減されます。

●乳房再建の美容面を考慮した術式

　乳房再建を望む患者さんが乳房切除術を行う場合、通常は皮膚もいっしょに切除してしまうため、再建の際に皮膚がひきつれてしまいます。

　そこで、見栄えをよくするために、乳房の皮膚を残して乳腺をすべて切除するのが、**皮膚温存乳房切除術**です。乳腺をとった部分には人工物などを詰め、切除した乳輪と乳頭も再建後につくります。

　また、皮膚に加えて乳輪と乳頭を残す**乳頭温存乳房切除術**という術式もあります。この場合、乳輪と乳頭をつくらずにすみますが、乳腺の一部である乳頭を残すことで再発のリスクが高まる可能性があるので、入念な検査が大切です。

乳房切除術（乳房全摘術）の代表的な術式

胸筋温存乳房切除術（ペイティ法）
大胸筋を残して、小胸筋、乳房、わきの下のリンパ節を切除する

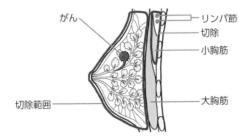

- がん
- リンパ節
- 切除
- 小胸筋
- 大胸筋
- 切除範囲

胸筋温存乳房切除術（オーチンクロス法）
大胸筋と小胸筋を残して、乳房とわきの下のリンパ節を切除する

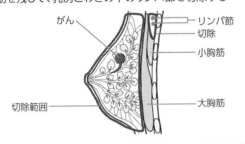

- がん
- リンパ節
- 切除
- 小胸筋
- 大胸筋
- 切除範囲

乳房再建の美容面を考慮した術式

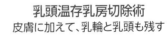

皮膚温存乳房切除術
乳房の皮膚だけを残して、乳腺を切除する

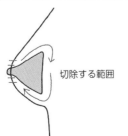

切除する範囲

乳頭温存乳房切除術
皮膚に加えて、乳輪と乳頭も残す

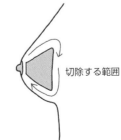

切除する範囲

第1章 手術後の食事のとり方とレシピ

第2章 乳がんの基礎知識

第3章 乳がんの治療法

第4章 乳がん治療の副作用への対処

第5章 再発を防ぎ体調を整える生活のしかた

第6章 経済的な支援を受ける手続きのすべて

腋窩リンパ節を郭清する手術

がん細胞がわきの下のリンパ節に転移していると診断された場合は、わきの下のリンパ節を切除する腋窩リンパ節郭清が行われます。

●腋窩リンパ節はがん細胞が最初に転移するところ

リンパ節は免疫器官の１つで、全身に張り巡らされたリンパ管の途中にあり、栄養素や老廃物を運ぶリンパ液に細菌やがん細胞などがないかをチェックする役目を果たしています。

腋窩リンパ節はわきの下にあるリンパ節で、乳房内のがん細胞のほとんどが最初に転移するところです。わきの下の脂肪の中に数個から数十個が埋まっており、この塊を切除することを腋窩リンパ節郭清といいます。

●腋窩リンパ節郭清の２つの目的

腋窩リンパ節郭清には、再発防止としての治療の目的があります。適切に郭清が行われれば、腋窩リンパ節での局所再発はまずありません。

もう１つ、腋窩リンパ節郭清を行うことで、正確な病期を知ることができます。切除したリンパ節は、脂肪の中から取り出され、病理検査で転移の有無を調べます。転移したリンパ節の個数が多いほど再発の危険性が高いことがわかっており、これにより術後の治療方針が決まります。

●腋窩リンパ節郭清の範囲

リンパ節の転移は、一般的にわきの下から鎖骨に向かって進んでいくと考えられています。

腋窩リンパ節郭清を行う際の範囲は、進行の早いわきの下をレベルⅠ、大胸筋と小胸筋の間または小胸筋の後ろをレベルⅡ、小胸筋より内側をレベルⅢとして、最初に転移しやすいレベルⅠから郭清していきます。

かつてはレベルⅢまで郭清することが一般的でしたが、合併症との兼ね合いで、現在ではレベルⅠないしⅡまでにとどめることがほとんどです。

リンパ節郭清の範囲

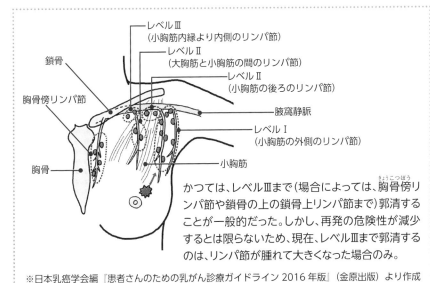

レベルⅢ
（小胸筋内縁より内側のリンパ節）

レベルⅡ
（大胸筋と小胸筋の間のリンパ節）

レベルⅡ
（小胸筋の後ろのリンパ節）

鎖骨

胸骨傍リンパ節

腋窩静脈

レベルⅠ
（小胸筋の外側のリンパ節）

胸骨

小胸筋

かつては、レベルⅢまで（場合によっては、胸骨傍リンパ節や鎖骨の上の鎖骨上リンパ節まで）郭清することが一般的だった。しかし、再発の危険性が減少するとは限らないため、現在、レベルⅢまで郭清するのは、リンパ節が腫れて大きくなった場合のみ。

※日本乳癌学会編『患者さんのための乳がん診療ガイドライン2016年版』（金原出版）より作成

腋窩リンパ節郭清による主な合併症

腕や肩が動かしにくくなる（関節可動域制限）
切除した範囲が大きい場合に、治療した側の肩や腕の関節がこわばって動かしにくくなる。

- **腕**
  （上がらない、回せない、だるい、痛い、しびれる　など）
- **わきの下**
  （皮膚が突っ張る　など）

➡ 医師と相談して、段階的にリハビリテーションを行うことで、症状が緩和する

腕や手がむくむ（リンパ浮腫）
リンパ節切除のほか、放射線治療を行った場合に、リンパの流れが滞ることで腕や手がむくむ。

➡ 手のけがや細菌の感染などで悪化することがあるので、虫刺されややけどなどにも注意する。スキンケアで皮膚に潤いを与え、適度に動かすことが大切。

第1章 手術後の食事のとり方とレシピ

第2章 乳がんの基礎知識

第3章 乳がんの治療法

第4章 乳がん治療の副作用への対処

第5章 再発を防ぎ体調を整える生活のしかた

第6章 経済的な支援を受ける手続きのすべて

センチネルリンパ節生検が行われる場合

手術前に腋窩リンパ節への転移がないと判断された場合、病理検査でセンチネルリンパ節に転移がないか確認します。

●センチネルリンパ節生検により不必要なリンパ節郭清を行わない

センチネルリンパ節は、乳房にできた<u>がん細胞が最初にたどり着く腋窩リンパ節</u>です。センチネルとは見張り役という意味で、ここに転移していなければ、腋窩リンパ節には転移していないと判断されます。

かつては、ほぼすべての患者さんに対して腋窩リンパ節郭清が行われていましたが、これにはリンパ節郭清した側の腕がむくんだり（リンパ浮腫）、腕や肩が思うように動かない（関節可動域制限）などの合併症が伴います。しかし、早期がんの場合、70 〜 80％の患者さんには腋窩リンパ節への転移がなく、不必要な郭清を行ったことになります。

こうした背景から、現在では、腋窩リンパ節に転移がないと判断された場合、<u>センチネルリンパ節生検</u>によるチェックが行われています。

●腋窩リンパ節郭清を省略できるケース

通常、センチネルリンパ節生検は、手術の際に行われます。腫瘍の周りや乳輪に注射した微量の放射性同位元素（ラジオアイソトープ）や色素がセンチネルリンパ節に集まるため、その部分を切開してセンチネルリンパ節を取り出します。

そして、すぐに病理検査で転移の有無が調べられ、<u>**転移がない、もしくは転移があっても微小転移（2 mm以下）のみ**</u>の場合、リンパ節郭清を省略することができます。

また最近、2 mmを超える転移であっても、転移の個数やしこりの大きさ、術後の治療法など、特定の条件を満たせばリンパ節郭清を省略できるという報告もあがってきています。ただし、観察期間が短いため、担当医とよく検討する必要があります。

センチネルリンパ節生検のやりかた

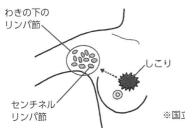

わきの下の
リンパ節

しこり

センチネル
リンパ節

1. 手術の前日にラジオアイソトープを注入（色素の場合は、術中に注入する）
2. わきの下を1〜2cm切開して、薬剤が集まった部分（センチネルリンパ節）を切除
3. 病理検査で転移の有無を調べる

※国立がん研究センター　がん情報サービスHPより作成

センチネルリンパ節生検後の基本的な流れ

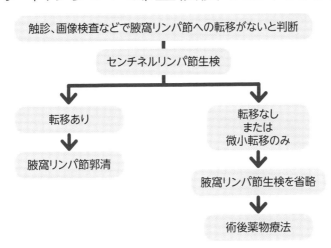

触診、画像検査などで腋窩リンパ節への転移がないと判断

センチネルリンパ節生検

転移あり → 腋窩リンパ節郭清

転移なしまたは微小転移のみ → 腋窩リンパ節生検を省略 → 術後薬物療法

センチネルリンパ節生検の特徴

利点
不必要な腋窩リンパ節郭清を行わないことで、リンパ浮腫や関節の可動域が制限されるなどの合併症を軽減することができる
（ただし、センチネルリンパ節生検でも多少の合併症を起こすことはある）

注意点
具体的な手技（使用する薬剤や、乳房に注射する場所など）について、医療機関によってばらつきがある
色素法：簡単に行えるが、検査精度がやや劣る
ラジオアイソトープ法：検査精度は高いが、実施できる施設が限られる

第1章　手術後の食事のとり方とレシピ

第2章　乳がんの基礎知識

第3章　乳がんの治療法

第4章　乳がん治療の副作用への対処

第5章　再発を防ぎ体調を整える生活のしかた

第6章　経済的な支援を受ける手続きのすべて

手術法

乳房再建術

乳がん手術によって片方の乳房を失ってしまうことで起きる精神的・肉体的なストレスを、乳房を再建することで軽減することができます。

●体の一部を切り取る方法と人工の乳房を入れる方法がある

　乳房再建には、患者さんの体の一部を切り取って胸に移植する**自家組織による方法**と、胸に**人工乳房（インプラント）を入れる方法**があります。

　自家組織による再建の代表的な術式が、腹部の組織を移植する**腹直筋皮弁法**や**穿通枝皮弁法**、背中の組織を移植する**広背筋皮弁法**です。いずれも体の一部を切り取るため、乳がん手術のほかに再建術の傷痕が生じます。

　いっぽう、人工乳房は新たに大きな傷痕はできませんが、加齢によって左右の乳房のバランスが崩れやすくなるなどの欠点があります。

　どの術式にも利点と欠点があり、患者さんの病態によってはできない場合もあります。

●形成外科医と外科の担当医との３者での話し合いが大事

　乳房再建を行う時期については、乳房切除術を行った際に同時に行う**一次再建**と、手術後あらためて再建術を行う**二次再建**があります。

　また、乳房切除後、１回で乳房を再建する場合を**一期再建**、切除したあとエキスパンダーなどを入れて皮膚を伸ばしてから、２回目に人工乳房と入れ替える場合を**二期再建**といいます。

　体の負担を考えると一次再建が望ましいですが、患者さん自身が再建についてまで考える余裕がなかったり、病院の方針として一次再建を行っていない医療機関もあります。また、再建をすることで再発のリスクが増加したり、再発の発見が遅れるということはありませんが、放射線治療を行うと再建がきれいにできないことがあります。

　乳房再建は形成外科によって行われるため、術前に外科の担当医を含めてよく話し合って選択しましょう。

自家組織による再建の代表的な方法

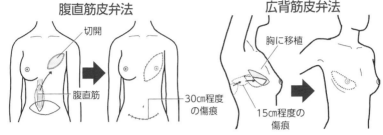

腹直筋皮弁法

切開

腹直筋

30cm程度の傷痕

お腹の皮膚、脂肪、筋肉に血管をつけたまま胸に移植して乳房をつくる

〈利点〉
・比較的簡単な手技で、専門家がいればどこの病院の形成外科でも可能

〈欠点〉
・筋肉を一部切り取るため、腹筋が弱くなり、まれに腹壁瘢痕ヘルニア（腹圧がかかると傷痕が膨らむ）を起こすことがある
・腹部の手術を受けたことがある人や、将来、妊娠・出産を予定している人などは適さない

広背筋皮弁法

胸に移植

15cm程度の傷痕

背中の皮膚、脂肪、筋肉に血管をつけたまま胸に移植して乳房をつくる

〈利点〉
・腹筋を切らないため、腹直筋皮弁法が難しい場合でも対応できる
・背中の筋肉を切っても、他の筋肉が補うため、日常生活にほとんど支障がない

〈欠点〉
・移植した部分がほとんど筋肉のため、使わなくなると萎縮して乳房が小さくなる（人工乳房をいれて対応することもある）

人工乳房（インプラント）による再建の方法

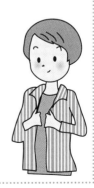

乳房を切除したのちエキスパンダーを入れて皮膚を伸ばし、
乳房の形に膨らんだところで人工乳房（インプラント）に入れ替える

〈利点〉
・新たな傷ができない
・術後のマンモグラフィ検査にも支障がない

〈欠点〉
・感染を起こした場合は、一度取り除いて治療する必要がある
・自家組織による再建に比べて左右が対称になりにくく、加齢とともに手術していない方とのバランスが崩れてくる
・MRI検査を受けられない期間がある

1 手術後の食事のとり方とレシピ

2 乳がんの基礎知識

第3章 乳がんの治療法

4 乳がん治療の副作用への対処

5 再発を防ぎ体調を整える生活のしかた

6 経済的な支援を受ける手続きのすべて

手術前に行われる術前全身療法

かつては、そのままでは手術が難しい乳がんに対して術前の薬物療法が行われましたが、現在では早期の乳がんに対しても行うことがあります。

●術前薬物療法として行われるのは基本的に化学療法

　全身療法である薬物療法は、画像検査では発見されない微小な転移に働きかけることで再発・転移を防ぐことを目的としています。しかし、それ以外にも、浸潤が進んだがん細胞を小さくして手術を可能にしたり、乳房温存手術の適応外の大きさのがんを小さくして温存術を行ったりするためにも用いられます。

　術前薬物療法には、化学療法とホルモン療法がありますが、ホルモン療法は基本的に閉経後の患者さんを対象としています。また、ホルモン受容体陽性細胞の割合が少ない場合や、HER2陽性のタイプの場合は、効果が期待できないためホルモン療法に適していません。したがって、主に化学療法が行われます。

　一般的に、複数の化学療法薬を組み合わせる多剤併用療法が行われ、70～90%の乳がんが小さくなることがわかっています。

●術前化学療法と術前ホルモン療法の特徴

	術前化学療法	術前ホルモン療法
対象	・しこりが大きい浸潤がん ・そのままでは手術が困難な局所進行がんや炎症性乳がん ・乳房温存手術をしたいが、しこりが大きい	・しこりが大きい手術可能なホルモン受容体陽性の乳がん ・基本的に、閉経後の乳がん
薬剤	・アンスラサイクリン系薬剤 ・タキサン系薬剤　など	・アロマターゼ阻害薬
治療期間	3～6カ月	一般的に6カ月程度
メリット	・手術での切除範囲が小さくてすむ ・乳房温存手術が可能になる	・乳房温存手術が可能になる
デメリット	・化学療法を行う前の状態がわかりにくくなるため、術後治療の選択が難しくなる	・術後も同じホルモン剤を5年以上使用することになる

第4章

乳がん治療の
副作用への対処

放射線治療の副作用への対処

放射線治療の副作用は、治療中や治療終了後まもなく現れる急性期副作用と、数カ月から数年経って現れる晩期副作用に大別できます。

●急性期に起きる症状は時間とともに回復する

急性期副作用には、皮膚炎、倦怠感、乳房の腫れ、傷痕のひきつれ感などがあります。

皮膚炎の場合、治療開始から３～４週間して、放射線が照射された場所の皮膚が赤くなり、かゆくなったりひりひりしたりします。場合によっては、皮がむけたり水ぶくれができたりしますが、治療が終われば時間とともに回復します。皮膚炎が起きたときは、医師に相談して軟膏を処方してもらいましょう。市販薬を塗ったり、絆創膏を貼ったりするのは避けましょう。

放射線治療の副作用は、放射線を照射した部位に現れるため、照射範囲が広く、胸壁（肋骨や横隔膜など）にもしっかりと照射される乳房切除術を受けた患者さんのほうが、乳房温存術よりも強く現れます。

また、鎖骨上窩（鎖骨の上のくぼんだところ）に照射された場合は、食道の一部にも放射線を受けることになるため、のどの違和感や、飲み込むときの痛みを感じることがあります。

●晩期副作用には重大な副作用はないが、ごくまれに肺炎が起こる

晩期副作用には、皮膚や皮下組織の変化（色素沈着、硬化など）、放射線肺臓炎、リンパ浮腫、乳汁をつくる機能の喪失などがあります。

まれに、放射線が肺に照射されることで、肺炎を起こすことがあります。治療後数カ月して、咳や微熱が続く、胸が痛い、息苦しいなどの症状が現れた場合は、放射線治療を受けた病院を受診しましょう。

放射線治療後に出産した場合、照射した側の乳房から母乳が出ることはほとんどありませんが、反対側の乳房で授乳することができます。

また、乳房温存手術を受けた場合、乳房が少し縮むことがあります。

皮膚炎への対処法

患部をいじらない
かゆくても、掻いたり擦ったりしない

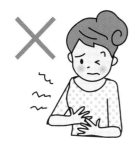

市販薬を塗らない
自分で判断せずに、処方してもらった軟膏を塗る

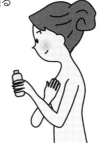

皮膚が剥がれるようなことをしない
絆創膏や湿布、テープなどを貼らない

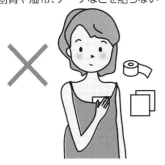

長時間の冷却は避ける
一時的にかゆみや痛みを忘れられても、皮膚の再生を阻害する可能性がある

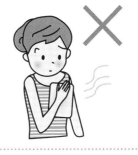

摩擦を生じる着衣を避ける
締め付けがなく、ワイヤーや縫い目のないブラジャーを着ける

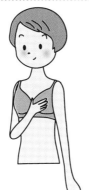

入浴時の注意
ぬるめの湯にして、長時間の入浴を避ける。洗うときは、低刺激の洗浄剤を十分に泡だてて、汚れを泡で包み込んで洗い流す。拭き取るときは、擦らずにタオルでやさしく押さえる

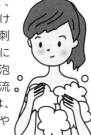

第1章 手術後の食事のとり方とレシピ

第2章 乳がんの基礎知識

第3章 乳がんの治療法

第4章 乳がん治療の副作用への対処

第5章 再発を防ぎ体調を整える生活のしかた

第6章 経済的な支援を受ける手続きのすべて

ホルモン療法の副作用への対処

ホルモン療法では、閉経前と後で用いられる薬が異なります。副作用は薬によって異なりますが、主に更年期のような症状が現れます。

●エストロゲンの抑制により更年期の症状が現れる

　ホルモン療法で用いられる薬剤は、体内のエストロゲンを低下させる薬と、エストロゲンがホルモン受容体と結合するのを阻害する薬に大別されます。こうした薬の働きにより、体内の**エストロゲン（女性ホルモン）が急激に抑制**されることで、**ほてりやのぼせ（ホットフラッシュ）、膣の乾燥**など、更年期に生じるような症状が現れます。

●骨や関節に副作用が現れやすい薬剤

　更年期症状のほか、用いる薬剤によって現れる副作用は異なります。
　エストロゲンには骨を保護する働きがありますが、**アロマターゼ阻害薬やLH-RHアゴニスト製剤**は、エストロゲンを減少させるため、**骨密度の低下や骨折しやすくなるなどの副作用**を引き起こします。骨が弱くなっても明確な症状が現れないので、年に1度は骨密度を測定しましょう。
　また、アロマターゼ阻害薬は、関節の痛みやこわばりなどを生じることがありますが、ホットフラッシュの発生頻度はタモキシフェン（抗エストロゲン薬）より低いことがわかっています。

●生殖器に副作用が現れやすい薬剤

　タモキシフェン（抗エストロゲン薬）には、**性器出血や膣炎、おりもの（帯下）の増加などの副作用**が現れることがあります。
　また、閉経後の人が5年間服用することで、子宮体がんになるリスクがわずかに上がるとされていますが、それよりも、乳がんの再発予防効果のほうが大きく、アロマターゼ阻害薬で生じる骨密度の低下なども予防できると考えられます。

ホルモン療法で用いられる
主な薬剤

薬剤名	薬の働き	主な副作用
LH-RHアゴニスト 　ゴセレリン酢酸塩 　リュープロレリン酢酸塩	卵巣でつくられるエストロゲンの分泌を低下させる	更年期症状に似た症状（ほてり、熱っぽさ、肩こりなど）
抗エストロゲン薬 　タモキシフェンクエン酸塩 　トレミフェンクエン酸塩	エストロゲン受容体を阻害して、エストロゲンががん細胞に作用するのを妨げる	更年期症状に似た症状（ほてり、熱っぽさ、肩こりなど）、おりものの増加、性器出血、膣炎など
アロマターゼ阻害薬 　アナストロゾール 　レトロゾール 　エキセメスタン	アロマターゼ（脂肪細胞からエストロゲンをつくるときに必要な酵素）の働きを抑制して、エストロゲンの分泌を低下させる	更年期症状に似た症状（ほてり、熱っぽさ、肩こりなど）、関節痛、骨粗鬆症など
黄体ホルモン剤 　メドロキシプロゲステロン	間接的にエストロゲンの量を調節する	食欲増進、肥満、血栓症など

ホルモン療法による
主な副作用への対処のしかた

ほてり、発汗、のぼせ
- 香辛料を多量に使った食事、酸味の強い食事、カフェイン、温かい飲み物を避け、大豆製品をとるようにする
- 適度な運動を心がける（1日30分程度のウォーキングや水泳など）
- 適度な室温調整
- 精神的・肉体的ストレスをできるだけ避ける

膣の乾燥感、おりものの変化
- 膣の自浄作用が低下することがあるため、清潔を保持する
- 性交痛があるときは、膣潤滑ゼリーなどを使用する

関節痛、骨密度の低下
- 関節痛がひどいときは、鎮痛薬を処方してもらう（治療の継続が難しい場合、別の薬剤に変更することもある）
- 年に1回、骨密度の測定を行う
- カルシウムやビタミンDを多く含む食品をとり、適度な運動を行う

食欲増進、体重の増加
- 体重が増加するとリンパ浮腫を引き起こしやすくなったり、生活習慣病を併発したりするため、バランスのよい食事を心がけ、適度な運動を行う

第1章　手術後の食事のとり方とレシピ

第2章　乳がんの基礎知識

第3章　乳がんの治療法

第4章　乳がん治療の副作用への対処

第5章　再発を防ぎ体調を整える生活のしかた

第6章　経済的な支援を受ける手続きのすべて

抗がん剤治療（化学療法）の副作用のいろいろ

抗がん剤治療では、吐き気や嘔吐、脱毛、白血球の減少などの副作用が起きるほか、用いる薬によっても現れる症状が異なります。

●抗がん剤で副作用が起こるしくみ

　抗がん剤は、増殖が活発な細胞を攻撃する特性があります。そのため、正常な細胞のなかでも、消化管や髪の毛、白血球を作る骨髄などが攻撃されやすく、それに伴う副作用（吐き気や嘔吐、脱毛、下痢、口内炎、白血球の減少、しびれ、皮膚や爪の異常など）が起こりやすくなります。

●いくつかの薬を組み合わせる多剤併用療法

　抗がん剤は、作用のしかたによっていろいろな種類がありますが、一般的に異なる作用の薬を組み合わせる多剤併用療法を行うことでより高い治療の効果が期待できます。用いる薬の名前の頭文字をとってＡＣ療法、ＥＣ療法、ＴＣ療法などと治療名を表します。薬によって一部の副作用の現れ方が異なります。

　多剤併用療法は、数種類の薬を用いるため、吐き気や嘔吐、白血球の減少などの副作用が強くなります。また、副作用の強さと治療の効果には関係がなく、副作用が強いから薬が効いているということにはなりません。

　また、副作用の現れ方には個人差があります。近年、そうした症状を軽減させたり予防したりする支持療法（※）も行われていますが、抗がん剤治療中に現れた副作用は記録し、ひどい場合は医師に相談しましょう。

●通院時の注意

　抗がん剤の投与の方法には、飲み薬と点滴があります。多くは通院して点滴を受けますが、薬剤のなかにはアルコールが含まれているものや、吐き気が強く現れるものもあります。通院に車の運転が可能かどうか、あらかじめ確認しておくことが大切です。

※吐き気止めなど、副作用に対しての予防策、症状を軽減させるための治療のこと

第1章 手術後の食事のとり方とレシピ

第2章 乳がんの基礎知識

第3章 乳がんの治療法

第4章 乳がん治療の副作用への対処

第5章 再発を防ぎ体調を整える生活のしかた

第6章 経済的な支援を受ける手続きのすべて

抗がん剤治療（化学療法）の
主な治療法と副作用

治療法	薬剤の一般名	投与の間隔	主な副作用
AC療法	ドキソルビシン シクロホスファミド	3週ごとに4回	骨髄抑制、吐き気・嘔吐、脱毛、心毒性（心臓がドキドキしたり、息苦しくなる、むくみが出る）、口内炎、血管炎（血管の炎症、血管に沿った痛みなど）
EC療法	エピルビシン シクロホスファミド		
FCE100療法	フルオロウラシル エピルビシン シクロホスファミド		
TC療法	ドセタキセル シクロホスファミド		骨髄抑制、吐き気・嘔吐、脱毛、浮腫、アレルギー、発疹
ドセタキセル3週毎投与（AC療法終了後）	ドセタキセル		骨髄抑制、吐き気・嘔吐、脱毛、浮腫、アレルギー
パクリタキセル毎週投与（AC療法終了後）	パクリタキセル	1週ごとに12回	骨髄抑制、吐き気・嘔吐、脱毛、しびれ、アナフィラキシー

抗がん剤治療（化学療法）によって
副作用が現れる時期のめやす

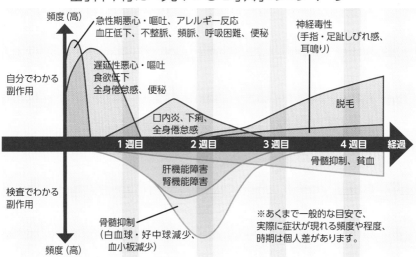

※国立がん研究センター　がん情報サービスHPを参考に作成

93

1 吐き気や嘔吐が起きたら

吐き気や嘔吐の程度は薬によって異なるほか、患者さんの体質や心理状態などによっても異なります。

●吐き気や嘔吐が起こりやすい薬には吐き気止めで予防する

吐き気や嘔吐は、すべての抗がん剤で起こるわけではありません。副作用の程度も薬剤や患者さんの体質などによって異なります。

かつては、抗がん剤治療にはつらい副作用が伴うというイメージがありましたが、**吐き気や嘔吐に対する支持療法**も進歩し、治療後に嘔吐する人は激減しています。

比較的吐き気が起こりやすい薬剤（ドキソルビシン、エピルビシン、シクロホスファミドなど）を点滴する前には、**吐き気止めの薬で予防**します。また、帰宅後に吐き気をもよおした場合に備えて、薬が処方されることもあります。

●吐き気や嘔吐が起きるタイミングはさまざま

吐き気や嘔吐は、消化管粘膜の異常な働きなどによって、脳の嘔吐中枢が刺激を受けることで起こります。

症状が現れるタイミングはさまざまで、抗がん剤を投与した直後から24時間以内に現れる**急性嘔吐**や、投与後24時間以降に現れる**遅発性嘔吐**があります。

また、抗がん剤を投与されて嘔吐した経験から、心理的な作用によって嘔吐中枢が刺激され、投与される前から吐き気や嘔吐をもよおす（**予期性嘔吐**）こともあります。このように心理的な反応として吐き気や嘔吐を起こす場合は、臨床心理士の治療を受けることも副作用を軽減する方法の1つです。

このほか、食事や水分補給、適切な排便など、日常生活のなかで吐き気や嘔吐を軽くする自分なりの方法を見つけるとよいでしょう。

吐き気や嘔吐が起きたときの主な対処法

吐き気止めの薬を使用する

- 抗がん剤の点滴の前や、抗がん剤投与開始2〜7日間の強い吐き気(急性・遅発性の吐き気/嘔吐)にアプレピタント、セロトニン受容体拮抗薬、デキサメタゾンなどの吐き気止め薬を使用
- 次回の抗がん剤の治療への不安などによる吐き気(予測性の吐き気/嘔吐)にはドパミン受容体遮断薬や抗不安薬が有効

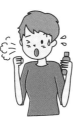

臭いへの対策を行う

- 不快な臭いや、治療を思い出させるような臭いのするものを周りに置かない

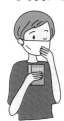

- 臭いが原因で吐き気をもよおしそうになったら、ペパーミント味のタブレットやガムを噛んで、不快感を紛らわせる
- マスクを着用して臭いを和らげる

リラックス法を身につける

- 瞑想や呼吸法など、症状が緩和するリラックス法をいくつか身につけておく

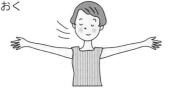

食事を工夫する

- 食べたいと思ったときに、食べられるものを食べる (ただし、好中球数の値が低いときには生ものを避ける)
- 少しずつ食べる
- 熱いものは冷ましてから食べる
- 脱水予防のため、水分補給を心がける

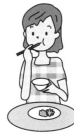

便通をよくする

- 便秘でお腹が張ると吐き気や嘔吐を起こすことがあるので、便通がよくなるように生活のリズムを整える

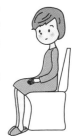

臨床心理士の治療を受ける

- 心理的反応として吐き気が起きる場合などは、医師や看護師などに相談して臨床心理士を紹介してもらう

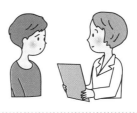

第1章 手術後の食事のとり方とレシピ
第2章 乳がんの基礎知識
第3章 乳がんの治療法
第4章 乳がん治療の副作用への対処
第5章 再発を防ぐ体調を整える生活のしかた
第6章 経済的な支援を受ける手続きのすべて

2 脱毛が気になってきたら

脱毛は、髪のもとになる細胞（毛母細胞）が抗がん剤に攻撃されることで起こります。脱毛が始まったら、ウィッグなどで対応しましょう。

● 脱毛と発毛の時期

脱毛は、抗がん剤治療を開始して10日後くらいから起こり始め、3週間後には目立つようになります。

治療が終われば3〜6カ月程度で発毛し始めます。その際の髪質は以前と変わることもありますが、たいていは時間が経つにつれてもとの髪質に戻ります。

● 医療用ウィッグなどで沈みがちな気分を変える

脱毛が気になってきたら、医療用ウィッグやバンダナ、帽子などを着用しましょう。

ウィッグには人毛、人工毛、人毛と人工毛をミックスしたものがあります。どちらにしても、締め付けず、肌触りのよい、縫い目が気にならないものを選ぶと、つけ心地がよいだけでなく、露出した頭皮を保護してくれます。また、オーダー品にする場合は、できるまで1カ月程度かかるので、治療開始前に準備しましょう。その際、脱毛によって頭のサイズが小さくなることも想定しておきましょう。自治体によっては、医療用ウィッグの費用の一部が助成されるので、事前に調べましょう。

● 眉毛、まつ毛、鼻毛が脱毛したときの対処

頭髪だけでなく、眉毛やまつ毛、鼻毛が脱毛することもあります。

まつ毛や鼻毛が抜けると、ほこりなどによって眼球や鼻の粘膜を傷つけることがあるので、外出時はサングラスやマスクで保護しましょう。

また、つけまつ毛をする場合は必ずのりでかぶれないか調べるパッチテストを行ってください。

治療の経過と頭髪・頭皮への対処

〈脱毛率が高い薬剤〉
アンスラサイクリン系（ドキソルビシン、エピルビシン）
タキサン系（パクリタキセル、ドセタキセル、ナブパクリタキセル）　など
（94%の患者さんが、頭髪の8割以上が脱毛したという報告がある）

〈頭髪の状態〉　　　　　　　　　　〈頭髪・頭皮の手入れ〉

治療開始前

※ウィッグを準備しておく（オーダーする場合は1カ月程度かかる）
・髪は短くしておく（治療後に扱いやすくなり、脱毛が始まっても多少はショックが軽減される）

治療開始

皮膚や頭髪が敏感になり、ピリピリしてくる

・低刺激のシャンプーで、爪を立てないように優しく洗う（洗髪を怠ると、毛のう炎を起こすことがある）
・髪がもつれて絡まないよう、毛のやわらかいブラシでやさしくとかす
・ドライヤーは低温で使用する
・頭皮を傷つけないよう、バリカンなどは使わない

**治療開始後
2〜3週目**

治療開始後10日くらいで脱毛が始まり、3週間後には脱毛が目立つようになる

治療終了

**治療終了後
3カ月程度**

3〜6カ月程度で発毛してくる（平均約3.4カ月。早ければ1カ月程度で発毛することもある）
その際、髪質が変化する（くせ毛や白髪など）こともある

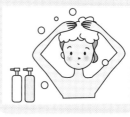

**治療終了後
半年〜1年**

ショートの長さくらいまで生え揃う

・パーマや毛染めは医師の許可が出てから行う

第1章 手術後の食事のとり方とレシピ
第2章 乳がんの基礎知識
第3章 乳がんの治療法
第4章 乳がん治療の副作用への対処
第5章 再発を防ぎ体調を整える生活のしかた
第6章 経済的な支援を受ける手続きのすべて

3　貧血などの症状が出てきたら

血液の細胞をつくる骨髄が抗がん剤の影響を受けると、血液中の白血球、赤血球、血小板が減少し、貧血などの症状となって現れます。

●好中球が減少する時期を把握する

　抗がん剤の投与によって血液中の赤血球、白血球、血小板が減少することを骨髄抑制（こつずいよくせい）といいます。

　骨髄抑制には、貧血のように自覚症状がある副作用もありますが、血液検査で血小板が減少していることが明らかになり、出血しやすい状態にあることがわかるケースもあります。

　白血球の一種である好中球（こうちゅうきゅう）が減少している場合も自覚症状が現れにくく、減少しているときは病原菌と闘う力が衰えて、肺炎などの感染症にかかりやすくなるので注意が必要です。

　好中球は、抗がん剤投与後7〜10日で減少し始め、10〜14日で最低値となって、その後3週間ほどで回復します。ただし、抗がん剤を用いた治療を何度も行っている患者さんや高齢者は、骨髄抑制の回復が遅くなる傾向があります。

●感染症や出血を予防するためのセルフケアが大切

　抗がん剤治療中は、日常生活での感染や出血の予防に努めることが第一です。うがい・手洗いを励行し、常に体を清潔に保つよう心がけましょう。特に、好中球が減少している時期は、人混みを避け、火を通した食事をとるようにします。

　好中球が減少している場合でも、発熱がなければ問題ありませんが、高熱を伴う場合（発熱性好中球減少症）は医師に相談しましょう。抗菌薬や好中球を増やす薬などで対応が可能です。

　また、咳やのどの痛み、下痢、歯の痛み、歯肉の腫れなどがあるときは、感染が疑われます。治療中は、体調のわずかな変化に注意を払いましょう。

抗がん剤治療中の好中球数の変化(イメージ)

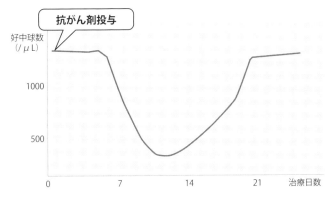

抗がん剤投与

好中球数
(/μL)

1000

500

0　　　　7　　　　14　　　　21　治療日数

日常生活でのセルフケア

感染の予防
- うがいと手洗いを行い、体を清潔に保つ
- ハンドクリームなどで皮膚や爪のケアをする
- ささくれをむかない
- 好中球数の減少時は、人混みを避ける
- ペットに触れたあとは必ず手を洗い、フンの始末は他の人に頼む
- 好中球数が最低値(500/μL 以下)のときは、生ものを食べない
- インフルエンザワクチンを、家族とともに接種する
- 虫歯、歯槽膿漏、痔核など感染源になりそうな病気を事前にチェックして治療しておく

血小板が減少しているとき
- 出血予防のために、皮膚を傷つけたり、打撲をしないように気をつける

貧血症状があるとき
- 動悸や息切れ、疲労感がない程度に活動を抑える
- 十分な休養をとる
- タンパク質や、鉄分などミネラルが豊富な食事をとる
- 手足が冷たいときは、靴下や着衣などで保温する

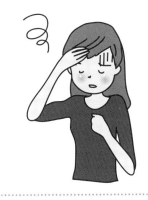

※国立がん研究センター　がん情報サービス HP などを参考に作成

第1章　手術後の食事のとり方とレシピ

第2章　乳がんの基礎知識

第3章　乳がんの治療法

第4章　乳がん治療の副作用への対処

第5章　再発を防ぎ体調を整える生活のしかた

第6章　経済的な支援を受ける手続きのすべて

4　口内炎が気になりだしたら

口内炎ができると、食事が満足にとれなくなったり、睡眠障害を起こしたりして体力の低下をまねくので適切な対処が必要です。

●口内炎以外にも口の中に副作用が現れる

　口内炎は、抗がん剤が口の中の粘膜にダメージを与えることで起こるほか、抵抗力の低下によって口腔内で細菌感染が起こって生じることもあります。

　また、口の中の症状としては、口内炎以外に、歯の感染症、口腔乾燥症（唾液が出なくなって、口の中が乾燥する）、味覚異常などがあり、化学療法を受けた患者さんの約半数に起こります。

　こうした症状は、抗がん剤治療を行う前から歯や歯肉の衛生状態が悪かったり、ビタミン欠乏症や免疫機能が低下していた人に現れやすいといわれています。歯肉炎や入れ歯が合わないなど口腔内にトラブルがある人は、抗がん剤治療の前に口腔内検診を受けて治療しておきましょう。また、喫煙や飲酒は口腔内の粘膜に障害を与えるため、禁煙に取り組み、治療中は飲酒を控えましょう。

●口腔ケアは欠かせない

　口内炎や口腔内の乾燥に対処するためにも、口腔ケアは大切です。治療の状態や、体調、食事をしていないなどにかかわらず、毎日欠かさず行いましょう。

　歯磨き、歯間掃除は、歯や歯茎を傷つけないようやさしく行います。うがいは1日4回以上を目安にし、口内炎がひどくて歯磨きできないときにも欠かさず行いましょう。

　また、口の中の痛みや乾燥などの症状が出始めたら、我慢せずに医師に相談しましょう。鎮痛剤やうがい薬に混ぜる局所麻酔薬、スプレータイプの粘膜保護剤など、状態に応じた薬が処方されます。

口内炎や口内の乾燥に対する予防とケア

口の中を清潔に保つ

〈歯磨き〉

- 毛の柔らかい歯ブラシを使い、1日2〜4回、歯や歯茎をやさしくブラッシングする
- 口内炎があるときは、一時的に歯磨き剤をやめるか、低刺激の歯磨き剤に変える（痛みが強いときは、うがいだけにするか、濡れたガーゼで拭うだけにする）
- 歯磨きのあと、ワンタフトブラシ（毛束が1つにまとまった細いブラシ）などで歯と歯の間をブラッシングする
- 舌ブラシ（舌専用のブラシ）を用いて、舌を傷付けないようにやさしくブラッシングする

〈うがい〉

- 水または生理食塩水（500mLの水に対し、小さじ1杯分（約5g）の食塩を溶かした食塩水）で、1日4回以上をめやすにうがいをする
- うがいができないときは、うがい薬をスポンジに含ませて、口の中を拭く

口内炎があるときの食事

- 酸味やスパイスを控えて、薄味の料理にする
- 食べ物や飲み物は人肌程度にして、口の中の刺激を抑える
- 食べやすいように、やわらかくしたり、細かく刻む、とろみをつけるなどの工夫をする
- どうしても食べられないときは、栄養士に相談のうえ、バランス栄養飲料や栄養補助食品などを利用する

口内炎があるときに使う薬

- 痛みが出始めたら、医師に相談すれば鎮痛剤（痛み止め）が処方される
- 食べ物があたって痛む場合などは、リドカインなどの局所麻酔薬をうがい薬に混ぜて使用する
- 唇の周りなどにできた口内炎には、スプレータイプの粘膜保護剤（エピシルなど）が用いられる

口内の乾燥があるときに使う薬

- 市販の口腔保湿剤（ジェルタイプやスプレータイプ）を利用すると症状が緩和する
- 唾液腺を刺激して唾液を出す薬（ピロカルピン塩酸塩）が処方されることもある

抗がん剤治療前に歯科を受診する

- 口内炎予防のために、虫歯や歯周病の治療、歯石除去をしてもらう
- 歯肉炎や入れ歯が合わないなどのトラブルがある場合は、治療しておく

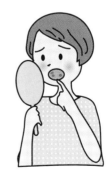

第1章 手術後の食事のとり方とレシピ

第2章 乳がんの基礎知識

第3章 乳がんの治療法

第4章 乳がん治療の副作用への対処

第5章 再発を防ぎ体調を整える生活のしかた

第6章 経済的な支援を受ける手続きのすべて

5　皮膚の異常を感じるようになったら

抗がん剤治療に用いる薬剤によっては、手のひらや足の裏に痛みを感じたり、皮膚の乾燥や変色、腫れなどの副作用が現れます。

●手足の皮膚に起こるさまざまな症状

　手のひらや足の裏の刺すような痛み、皮膚の乾燥、変色、腫れなどの皮膚障害を手足症候群といいます。このほか、腫れや発疹、ひび割れ、水ぶくれ、爪の変形や色素沈着、手足の感覚が鈍くなるなど、さまざまな症状となって現れます。

　これらの症状は、フルオロウラシル系の薬剤（フルオロウラシル、カペシタビン、テガフール・ギメラシル・オテラシルカリウム配合薬など）の使用による副作用で、表皮の最下層の細胞（基底細胞）の増殖力が阻害されたり、薬剤が汗に混じって皮膚の表面に分泌されることが原因であると考えられています。

●保湿クリームによるスキンケアは治療前から行う

　手足症候群への対処の基本はセルフケアです。

　皮膚を刺激するような着衣や作業はできるだけ避け、長時間の歩行やジョギングなど足に大きな負担となる運動も控えます。こうした物理的な刺激のほか、熱いお湯やシャワーなどの熱による刺激や、直射日光による紫外線も手足症候群の大敵です。

　また、保湿クリームなどによるスキンケアは治療前から行い、治療中も継続しましょう。入浴後、皮膚が乾く前に塗り、ステロイド外用薬などが処方された場合は、最初に保湿剤を塗ります。

　治療開始後は、皮膚や手足の状態に変化がないか、毎日観察して記録をつけましょう。たとえ症状が軽くても、受診時に医師に報告することが大切です。保湿剤やステロイド外用薬などで改善しない場合、抗がん剤の量を減らしたり、治療を中断することもあります。

手足症候群に対するセルフケア

着衣

- 靴下は、締め付けの強いものを避け、木綿の厚めの生地のものを着用する
- 足にあった柔らかい靴を履き、柔らかい中敷きを入れる
- 清潔な衣服を身につける

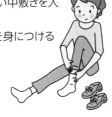

入浴

- 熱による刺激から皮膚を守るため、熱い湯やシャワーは控える
- 常に体を清潔にしておく

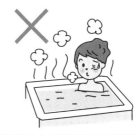

家事

- 皮膚への強い刺激を避けるため、ぞうきん絞りや包丁の使用を控える
- 水仕事をするときはゴム手袋などを用いて、洗剤に直接触れないようにする

運動

- エアロビクスやジョギング、長時間の歩行はしない

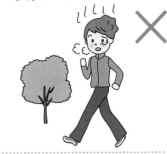

外出時

- 日傘、帽子、手袋などを使用して、直射日光にあたらないようにする
- 肌が露出している部分には日焼け止めを塗る

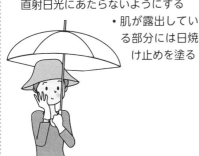

保湿剤などの使用

- 入浴後、皮膚が湿っているうちに保湿剤などを塗る
- 保湿剤とステロイド外用薬を併用するときは、保湿剤を最初に塗る
- ステロイド外用薬は、患部以外に塗布しないよう注意する

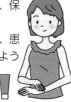

第1章 手術後の食事のとり方とレシピ

第2章 乳がんの基礎知識

第3章 乳がんの治療法

第4章 乳がん治療の副作用への対処

第5章 再発を防ぎ体調を整える生活のしかた

第6章 経済的な支援を受ける手続きのすべて

6　下痢や便秘などの排便異常があったら

下痢や便秘などの排便異常が続くと、体力が落ちたり、食欲が低下して栄養不足になったりして、治療の効果を十分に得られなくなります。

●下痢が続くときは脱水症状に注意する

下痢は、腸の粘膜がダメージを受けることで起こります。

症状が軽い場合は、食事の内容や水分摂取などに気をつけ、あらかじめ処方されている薬を指示通りに服用すれば、たいてい症状は軽くなります。

ただし、下痢が続く場合は、医師に相談しましょう。特に、高齢の場合、脱水症状になりやすいので、早めの受診が大切です。

その際、排便の頻度や、便の状態、色、量、血便の有無、食事の内容や摂取した水の量などがわかると治療に役立つので、記録しておきましょう。

脱水で体調不良を起こしている場合は、点滴や入院などの対処が必要なこともあります。

●便秘のときはまず日常生活を見直してみる

便秘ぎみのときは、十分な水分摂取と食物繊維が豊富な食事、規則正しい生活など、まずは日常生活を見直してみましょう。睡眠不足やストレスも便秘の原因となることがあるので、できるだけリラックスできる環境を整えることが大切です。

それでも便秘が続くときは、医療機関を受診しましょう。

多くは下剤が用いられますが、改善がみられないときは、量を調整したり、便秘を起こしやすい薬を減らすなどの対処法がとられます。なお、下剤を処方されたときは、自分の判断で服用をやめてはいけません。

また、便秘を予防するための薬としては、便に水分を含ませて軟らかくする薬、腸を刺激して大腸の働きを促す薬、腸液の分泌を促して便を軟らかくする薬、医療用麻薬による便秘を予防・改善する薬などがあり、症状の強さや薬の効果などによって使用する薬や量を調整します。

下痢のときのセルフケア

水分の摂取
脱水に注意して、電解質(ナトリウムやカリウム)を含んだ水分を摂取する。経口補水液やスポーツドリンクのほか、スープ、みそ汁、果汁など、口に合うものでよいので、栄養不足にならないように配慮する

皮膚のケア
肛門が痛んだり、周囲の皮膚に炎症が起きることがあるので、排便後は温かいお湯でやさしく洗い流す。トイレットペーパーはやさしく押さえるように拭きとる。市販の皮膚を保護するオイルをペーパーに含ませて拭くと、肛門の痛みや炎症の予防になる

食事
消化がよいものを食べる。脂肪が多いものや食物繊維が豊富なもの、乳製品、アルコール、冷たいものは避ける

休息
下痢が続くと体力を消耗するため、おなかを温めて十分な休息をとる

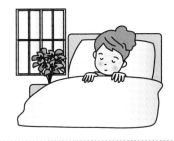

便秘のときのセルフケア

食事と水分の摂取
水溶性食物繊維を多く含む食品(豆類、きのこ、海藻、果物など)を食べる。乳酸菌などを含むヨーグルトは、便秘を緩和することがある。水分は1日1.5L程度を目安に、十分摂取する

生活のリズムを整える
決まった時間に起きて、体に適した食事をし、十分な睡眠をとるなど、規則正しい生活を心がける。ストレスはできるだけためないようにする

腹部のマッサージ
腹部をやさしくマッサージしたり、腰を回しておなかを動かす。体調がよければ散歩やウォーキングなど体を動かしたほうがよいが、ほかの副作用を悪化させないよう医師と相談して行う

排便のタイミング
便意を我慢すると腸の活動が衰えて、便意を感じにくくなるので、便意を感じたらすぐにトイレに行く。便意がなくても、毎日決まった時間にトイレに行くことを習慣づける

第1章 手術後の食事のとり方とレシピ

第2章 乳がんの基礎知識

第3章 乳がんの治療法

第4章 乳がん治療の副作用への対処

第5章 再発を防ぎ体調を整える生活のしかた

第6章 経済的な支援を受ける手続きのすべて

7 その他の副作用が起きたら

抗がん剤の副作用は、だれにでも必ず現れるというわけではありませんが、薬剤の副作用について、あらかじめ医師に確認しておきましょう。

●薬剤投与中に現れる副作用はすぐに看護師に連絡する

抗がん剤の副作用で頻繁に現れるのは、吐き気や嘔吐、脱毛、骨髄抑制（白血球などの減少）ですが、前述した以外にも、用いる薬や患者さんによってさまざまな症状が現れます。

薬剤の投与中や投与後、比較的早く現れる副作用には、**アレルギー（過敏症）や血管炎による血管痛**などがあります。アレルギーは息苦しさや発汗・発疹などが、血管炎は血管に沿った痛みなどが現れるので、すぐに看護師に連絡しましょう。

●タキサン系薬剤で現れる副作用

タキサン系薬剤には末梢神経に対する副作用（**末梢神経障害**）があり、**手足のしびれや刺すような痛み**が現れることがあります。これらの症状は、治療を重ねるごとに症状が強くなります。たいてい半年程度で気にならなくなるようですが、箸やペンなどが持ちにくくなったり、歩行が困難になった場合は、医師に相談しましょう。

また、**関節や筋肉の痛み**が現れたときは、消炎鎮痛剤で対処します。

同じくタキサン系のドセタキセルでは、手足や顔に**むくみ（浮腫）**が生じることがありますが、予防として副腎皮質ステロイドが処方されます。

●無理をせず日常生活を送ることが大切

抗がん剤治療中は無理をしないことが大切です。**倦怠感**があるときはしばらく横になり、**味覚異常**で食事がおいしくないときは、食べられそうなものを選んだり、味付けなどで工夫するとよいでしょう。

抗がん剤治療によるその他の副作用

アレルギー（過敏症）
発汗、発疹、顔のほてり、胸の痛み、息苦しさなどの症状が現れる。頻度は高くないが、重症化する場合があり、早急の対応が必要となる。一般的に、点滴中または点滴後早くに症状が現れるが、パクリタキセルの場合、時間をおいて症状がでたり、2回目以降の点滴で現れることもある

末梢神経障害
タキサン系薬剤（パクリタキセル、ドセタキセル）を使用した場合、手足のしびれやビリビリした感じ、刺すような痛み、感覚が鈍くなるなどの副作用が現れる。薬を投与する回数が増えるほど症状が強くなり、状況によっては投与を中断することもある。しびれの症状が半年以上続いて歩行に支障があるようなら、早めに医師に相談することが大切

血管炎
アンスラサイクリン系薬剤やビノレルビンの使用により、血管の炎症が起きることがある。血管痛（血管に沿った痛み）が起きたときは、投与当日は温め、翌日は冷やすとよいといわれている

間質性肺炎
抗がん剤によって肺の細胞が障害を受け、血液に酸素が取り込めなくなって、息切れ、空咳（痰が出ない咳）、発熱などの症状が現れる。投与後、数週間で現れることもあれば、数年経って発症することもある。発症した場合は、原因となる薬剤の使用を中止する

不妊（卵巣機能の障害、閉経）
抗がん剤によって卵巣が障害を受け、閉経状態になることがある。治療の内容にもよるが、40歳以上で治療を開始した場合、閉経のリスクは高くなる。妊娠・出産を希望している場合は、治療前に医師に相談する

その他の副作用
- 関節や筋肉の痛み
- 手足や顔の浮腫（むくみ）
- 倦怠感
- 味覚障害
- 肝機能の障害

など

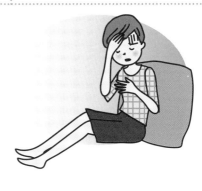

■1■ 手術後の食事のとり方とレシピ

■2■ 乳がんの基礎知識

■3■ 乳がんの治療法

第4章 乳がん治療の副作用への対処

■5■ 再発を防ぎ体調を整える生活のしかた

■6■ 経済的な支援を受ける手続きのすべて

乳がん体験者コーディネーター養成講座

本書の「事例 わたしが病後に気をつけていること」(156〜159ページ)に登場いただいたCさんが受講した「乳がん体験者コーディネーター養成講座」は、乳がんの体験者や家族が受講し、そこで学んだ知識をがん医療へ貢献する目的で始められた講座です。乳がんを発症した患者さんに対し、体験者の立場から解決できる、あるいは解決に導く信頼性の高い情報を提供できるコーディネーターを養成します。この講座を受講した人は500人近くにのぼり、自身の仕事に役立てたり、ボランティア活動、患者会活動などで活躍しています。

●受講資格
・主たる治療(手術・放射線治療・薬物療法など)を終了した乳がん体験者
・乳がん患者を持つ成人家族
・その他 NPO 法人キャンサーネットジャパンが認める者など
・基本のパソコン操作ができる者

●講座概要
インターネット環境があれば「いつでも」「どこでも」「最新のがん医療情報」を学べるeラーニング・システムを用いた講義です。
　【養成講座(前期)】
　　①全20講義の視聴とレポート・提出
　　②前期修了試験受験
　　③合格
　　④養成講座前期修了（修了証を発行致します）
　【養成講座(後期)】
　　①全3講義の視聴とレポート提出
　　②ケーススタディ・ロールプレイ（1日、対面）
　　③全体発表
　　④認定乳がん体験者コーディネーターとして登録

●運営・お問い合わせ先
認定NPO法人キャンサーネットジャパン BEC講座担当
【電話】 03-5840-6072（受付時間：月〜金 10:00〜17:00）
【E-mail】 cinbec@cancernet.jp

再発を防ぎ
体調を整える
生活のしかた

退院後の生活の注意

退院後の回復の速さは、手術の方法や体力などによる個人差があります。しばらくは体調に合わせて、自分なりのペースで暮らしましょう。

●退院後は無理をせず、体力の回復に努める

退院後は、自分で感じる以上に体力が落ちていることが多いものです。まずは体力の回復を第一に考え、少しずつ手術前の生活に戻していきましょう。疲れを感じたときは、無理をせずに休むのがいちばん。ただし、ずっと寝ていたのでは筋力などがますますおとろえ、動くのがおっくうになってしまいます。朝は一定の時刻に起きて３食きちんと食べるなど、基本的な生活のリズムはくずさないようにし、身のまわりのことなど、できることから少しずつ始めてみるとよいでしょう。

●家事などは体調に合わせて行う

医師から特別な指示がない限り、術後の生活に制限はありません。ただし、リンパ節郭清や放射線治療を受けた場合、後遺症としてリンパ浮腫（124ページ参照）が起こることがあります。予防・改善のためには、重いものを長時間もったり、腕や肩を圧迫したりするのを避けることが大切です。重い荷物をもつ、布団の上げ下ろしをするなどの家事は、体調に応じて無理のない範囲で行いましょう。

●通常の入浴は医師の許可が出てから

手術の１〜２日後からシャワーを浴びたり、下半身だけ浴槽につかる半身浴をしたりすることができます。通常の入浴は、医師の許可が出るまで待ちましょう。食事に制限はありませんが、肥満は再発のリスクを高めたりリンパ浮腫を悪化させたりする可能性があります。バランスのよい食事をとり、適正体重を維持するようにしましょう（10ページ〜参照）。

退院後の生活は……

第1章 手術後の食事のとり方とレシピ

第2章 乳がんの基礎知識

第3章 乳がんの治療法

第4章 乳がん治療の副作用への対処

第5章 再発を防ぎ体調を整える生活のしかた

第6章 経済的な支援を受ける手続きのすべて

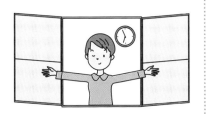

生活リズムをくずさない
起床や就寝は一定の時刻に。疲れを感じる場合も、できれば朝はいったん起きて、短時間の昼寝などで体を休める

食事は1日3食きちんと
朝・昼・夜の食事も、できるだけ一定の時刻に。3食きちんと食べることは、生活のリズムを整えるのに役立つ

家事などはできることから
家事は適度に体を動かすことにつながり、気分転換にもなる。無理のない範囲で、できることから始めてみる

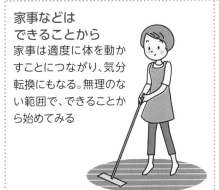

バランスのとれた食事を心がける
食事の内容に制限はないが、適正体重を維持することを意識して、バランスよく食べるようにする

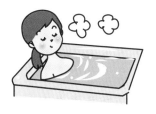

医師の許可が出るまでは半身浴を
上半身まで浴槽につかるのは、医師の許可が出るまで待つ必要がある。それまではシャワー浴または半身浴を

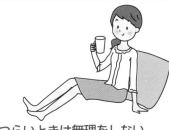

つらいときは無理をしない
疲れを感じたり、痛みがあったりするときは、無理をしない。まずは体力・気力を回復させることが大切

111

不安やつらさをひとりで抱え込まない

退院後は、精神的なつらさと向き合う時期でもあります。ひとりで頑張らず、家族や友人、専門家などの力を借りてストレスをやわらげましょう。

●つらいときは身近な人に頼っていい

　退院後は、体調面や今後の治療、再発・転移の不安に加え、胸に創（きず）が残ったり乳房を失ったりしたことによる喪失感などに苦しむ人が多くいます。他のがんにくらべて乳がんは比較的若いうちに発症することも多いので、育児や家庭生活、仕事、乳房の再建、今後の妊娠・出産といった心配ごとも出てくるでしょう。こうしたストレスを自分だけで解消するのは、難しいもの。家族や信頼できる友人に話を聞いてもらうなどして、苦しさをひとりで抱え込まないことが大切です。身近な人に話しにくい場合は、医師や看護師、病院のソーシャルワーカーなどに気持ちを伝えましょう。

●パートナーには心身の状態を正直に伝える

　家族に迷惑をかけたくないからと、心身のつらさを隠す人も少なくありません。でも退院後の生活には、家族の協力が必要です。適切なサポートを得るためにも、とくにパートナーには、術後の経過や現在の体調、自分の気持ちなどを正直に伝えるようにしましょう。

●性生活によって病気が進行することはない

　乳がんの発症や進行には女性ホルモンがかかわっていますが、性生活と病気は関係ありません。性生活によって女性ホルモンの分泌量が増え、病気が進行したり再発のリスクが高まったりするのでは……？　などと心配する必要はないのです。ただし、将来的に妊娠・出産を希望している場合、術後の治療法によって妊娠に適する時期が変わってきます。主治医と十分に相談し、必要に応じて避妊をする必要があります。

不安や落ち込みを感じたら

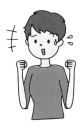

 ✕ 「家族に迷惑をかけて はいけない」と無理をす る

✕ 不安や苦しさを自分だ けで解消しようとする

✕ 「弱みを見せたくない」 と無理に明るく振る舞 う

↓

子どもが幼い場合は、「う つる病気ではないこと」「病 気になったのはだれのせい でもないこと」を、子ども にもわかる表現で伝えるこ とが大切

解消法1

家族や信頼できる友人に、 本音を聞いてもらう

心身の状態をパート ナーと共有することが、 適切なサポートにつな がる

解消法2

医師や看護師など、 専門家に相談する

強い不安などが続く場合 は、主治医に相談を。症状 に応じて、薬物療法などを 含む治療を行うこともある

チーム医療を実践して いる病院の場合、精神 面のケアを担当する専 門家もチームに加わっ ていることが多い

解消法3

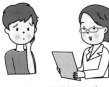

「患者会」などに参加して 同じ立場の人と支え合う

さまざまな団体がある ので、いくつか参加して みて、自分に合ったとこ ろを選ぶとよい

第1章 手術後の食事の とり方とレシピ

第2章 乳がんの基礎知識

第3章 乳がんの治療法

第4章 乳がん治療の 副作用への対処

第5章 再発を防ぎ体調を 整える生活のしかた

第6章 経済的な支援を受ける 手続きのすべて

セカンドオピニオンを希望する場合

主治医への気兼ねから、セカンドオピニオンの申し出をためらう患者さんもいますが、最近はセカンドオピニオンを推奨する病院も増えています。

●主治医から病状や治療方法をよく聞く

　乳がんの治療法は外科的手術、放射線治療、薬物療法(抗がん剤、ホルモン治療、分子標的薬)を組み合わせて行われることが多いので、ほかのがんに比べて治療法を自分で選択する場面に遭遇します。その分、どれが正しい選択なのか患者さんは悩むことが多く、主治医以外の意見も聞きたいと思う患者さんは少なくありません。以前は、主治医への気兼ねから、申し出るのをためらう患者さんもいましたが、最近は病院自体が「**セカンドオピニオン外来**」を設置するなど、セカンドオピニオンについて積極的に推奨するところが増えています。それは、手術を中心にした初期的治療だけでなく、再発・転移が見つかったときも同様です。

●セカンドオピニオンを求めるポイント

　最近はセカンドオピニオンを求めるケースが増えていますが、主治医の診療方針をよく聞かず、付け焼刃の知識だけで主治医の診断を疑い「セカンドオピニオンありき」という姿勢は問題があります。まず、主治医の診療方針を納得できるまで、よく聞くことが大切です。ここをおろそかにすると、セカンドオピニオン、サードオピニオンを求めたり、病院を何度も変えたりする「がん難民」になる恐れがあるので、主治医の意見をよく聞いたうえでセカンドオピニオンを受けるかどうかを決めましょう。

　セカンドオピニオンを求める病院は、現在通う病院に紹介を受けたり、別の病院の「セカンドオピニオン外来」を受診するのが安心です。セカンドオピニオンの受診料は保険適用ではないので、病院によって異なります。受診時間などよって、10,000 ～ 50,000 円程度。あらかじめ受診料を確認して予約するようにしましょう。

セカンドオピニオンの求め方

第1章 手術後の食事のとり方とレシピ

第2章 乳がんの基礎知識

第3章 乳がんの治療法

第4章 乳がん治療の副作用への対処

第5章 再発を防ぎ体調を整える生活のしかた

第6章 経済的な支援を受ける手続きのすべて

① 主治医の診断と治療方針（ファーストオピニオン）をよく聞く

まず、主治医の治療方針をよく聞き、納得できるかどうか判断することが大切です。いい加減に聞いて理解できないまま別の医師に話を聞きに行っても、次々に病院を替える「がん難民」になる可能性があります。

② 主治医から紹介状を受け取る

セカンドオピニオンを受けたいという希望を主治医に伝え、紹介状（診療情報提供書）や血液検査・病理検査などの記録やCT・MRIなどの画像検査結果やフィルムを用意してもらいます。

③ 希望先の医療機関に申し込む

「セカンドオピニオン外来」が設置された病院なら、そちらに申し込みます。設置されていない病院も同様ですが、あらかじめ連絡し、どちらに申し込むか確認をしてから受診しましょう。

④ 確認事項をメモしておく

ファーストオピニオンに抱いた疑問点などをメモしておきましょう。納得できないこと、希望することをきちんと伝えられないと、セカンドオピニオンの医師もどのように回答すればわからず、結局ほしい情報が得られません。

⑤ 主治医に報告する

セカンドオピニオンの結果を主治医に報告します。その結果、主治医の治療方針に納得できれば、そのまま治療を継続します。納得できない場合はセカンドオピニオン先の病院で治療を引き継いでもらいます。

適度な運動で体力を回復する

適度な運動は、体力・気力の回復に役立ちます。腕に痛みやむくみがある場合はリハビリのつもりで、無理のない範囲で腕を動かすことを心がけましょう。

●適度な運動には回復を促す効果も

　自宅での生活に慣れてきたら、適度な運動も心がけましょう。体を動かすことは体力の回復やストレスの発散に役立ちます。日常の家事も、体を動かすよい機会です。リンパ節郭清をしたり放射線治療を受けたりしている場合、腕や肩を動かしにくいことがありますが、無理のない範囲で腕を使うことはよいリハビリにもなります。気分転換を兼ねて散歩やウォーキング、軽いストレッチ、体操などをするのもおすすめです。

●無理をしない範囲で軽い運動を

　この時期の運動は体力の回復や心身の健康維持が目的なので、無理をしてきつい運動をする必要はありません。運動の強度は、軽く汗ばむ程度で十分です。むしろ注意が必要なのは、スポーツが好きな人です。退院後は体力が落ちているので、最初から頑張りすぎないように気をつけましょう。また、ゴルフやテニスなど腕を大きく振るスポーツは、腕や肩に負担がかかります。リンパ浮腫（124ページ参照）がある場合、むくみが悪化する可能性があるので、始める前に主治医に相談するようにしましょう。

●脱水や感染症予防対策も大切

　リンパ節郭清をしたり放射線治療を受けたりしている場合、虫刺されや小さな傷、日焼けなどが、リンパ浮腫発症のきっかけになることもあります。手術を受けた側の腕は、けがをしないように注意しましょう。屋外で運動するときは、長袖の服を着たり虫除けグッズを使ったりして、日焼けや虫刺されから肌を守るようにすると安心です。

運動の効果

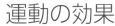
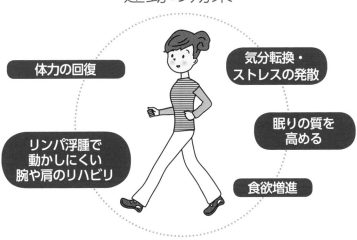

体力の回復

気分転換・ストレスの発散

眠りの質を高める

リンパ浮腫で動かしにくい腕や肩のリハビリ

食欲増進

運動する際に注意したいこと

頑張りすぎない
退院後は体力が落ちていることを忘れずに。軽い運動から始め、体調に合わせて運動の強度や時間を調節する

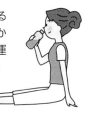

痛みがあるときは無理をしない
腕を動かすことはリンパ浮腫のリハビリにもなるが、やりすぎは逆効果。痛みを感じるときは無理をしない

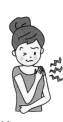

腕を大きく振るスポーツは医師に相談してから
ゴルフやテニスなどは腕への負担が大きい。リンパ浮腫が起こる可能性がある場合は、事前に医師に相談を

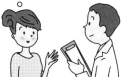

屋外では肌を守る
リンパ浮腫がある人、起こる可能性がある人は、長袖の服を着るなどして虫刺されや日焼け、けがを防止する

第1章 手術後の食事のとり方とレシピ

第2章 乳がんの基礎知識

第3章 乳がんの治療法

第4章 乳がん治療の副作用への対処

第5章 再発を防ぎ体調を整える生活のしかた

第6章 経済的な支援を受ける手続きのすべて

職場復帰とその後の働き方

比較的若い世代にも多い乳がんの場合、社会復帰も重要な課題です。主治
医はもちろん、家族や職場の上司などともきちんと話し合っておきましょう。

●術後の治療が確定するのは病理検査の結果が出てから

　乳がんの場合、手術の方法によって復帰のタイミングも変わってきます。
乳房の部分切除なら最短で手術の翌週から、乳房の切除やリンパ節郭清を
行った場合は手術の数週間後が復帰の目安になるでしょう。ただし、がん
の広がりや種類、手術の方法などに応じて、術後に放射線治療や化学療法
が必要になります。術後の治療の必要性やスケジュールが確定するのは、
手術の数週間後、病理検査の結果が出てからです。

●術後の治療は通院で行う

　術後の放射線治療や化学療法は原則として通院で行うため、仕事との両
立は可能です。放射線治療は5週間程度で終了し、副作用も肌の症状が
メインです。これに対して薬物療法は、数カ月～数年に渡って続ける必要
があります。とくに抗がん剤を用いた化学療法を行う場合、強い副作用が
現れることもあるため、一時的に仕事を休まなければならなかったり、通
常の勤務が難しくなったりすることも考えられます。主治医のアドバイス
を聞いたうえで上司と相談し、治療中の働き方を決めるとよいでしょう。

●職場の理解を求め、働き方を考える

　仕事をしながら通院治療を続けるためには、上司や同僚の協力が欠かせ
ません。心配をかけたくないからと病状を隠していると、急な欠勤や体調
不良などでかえって周りに迷惑をかけることになります。会社の就業規則
を確認したうえで、休職・休暇や勤務時間、職務内容といった治療期間中
の働き方について具体的に調整を進めておきましょう。

術後の治療と仕事を両立させるには

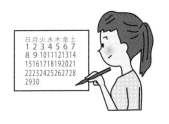

治療の内容と
スケジュールを理解する
術後に必要な治療法や用いる薬の種類によって、治療の期間やスケジュールが変わってくる

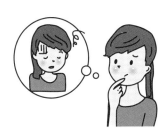

考えられる副作用について知る
副作用の種類や強さには個人差があるが、現れる可能性があるものについては正しく知っておく

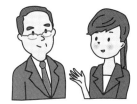

上司には病状や経過を
伝えておく
上司には病状や今後の治療の予定を具体的に伝え、治療期間中の働き方を調整する

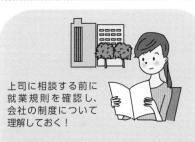

上司に相談する前に就業規則を確認し、会社の制度について理解しておく！

※就業規則＝その会社で働く際のルールや労働条件をまとめたもの。常時10人以上の従業員がいる会社には作成が義務づけられている

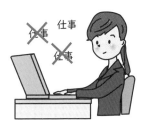

仕事

スケジュールには余裕をもたせる
急に体調が悪くなることなども考えられるので、仕事の予定は詰め込みすぎない

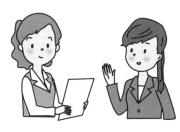

同僚には感謝の気持ちを伝える
病状などを話す必要はないが、仕事をカバーしてくれることへの感謝はきちんと伝える

第1章　手術後の食事のとり方とレシピ

第2章　乳がんの基礎知識

第3章　乳がんの治療法

第4章　乳がん治療の副作用への対処

第5章　再発を防ぎ体調を整える生活のしかた

第6章　経済的な支援を受ける手続きのすべて

治療後の定期検査

手術やその後の治療を終えた後は、定期的に検査を受けます。担当医による経過観察が大切なので、体調に異変がなくても検査は欠かさずに。

●定期的に通院し、経過観察を行う

手術や術後の放射線治療、薬物療法などをひと通り終えた後は、医師の指示に従って定期的に通院し、経過観察や検査を行います。定期検査の目的は、再発や新たな乳がんを早期発見すること。問診、視触診に加え、年1回のマンモグラフィなどを行います。こうした基本的な検査を踏まえ、必要に応じて、血液検査やX線撮影、CTなどの画像検査を行うこともあります。

●術後10年は定期検査を欠かさない

定期検査は、術後5年めまでは3～12カ月に1回（マンモグラフィは年に1回）、6年め以降は年1回を目安に行われます。乳がんは進行が緩やかなため、手術後5～10年たってから再発することも珍しくありません。少なくとも術後10年間は、定期検査を欠かさないようにしましょう。

定期検査の際、不安や疑問は遠慮なく医師に相談を。大規模な病院では診察時間が限られていることがほとんどなので、事前に聞きたいことをまとめておくとよいでしょう。医師に相談しにくい場合は、看護師（できれば乳がん看護認定看護師）にアドバイスを求めるのもよい方法です。

●日頃のセルフチェックも大切

再発や新たな乳がんを早期発見するためには、セルフチェックも有効です。月に1回（乳房の張りや痛みのない、生理が終わって数日後がよい）は鏡の前で乳房の形や皮膚の状態を確認し、さらにまんべんなく触れてしこりの有無などをチェックしましょう。しこりや違和感、長く続く痛みなどがある場合は、すぐに受診しましょう。

定期検査の頻度と内容

時期	問診、視触診	マンモグラフィ	血液検査、各種画像検査
初期治療後3年間	3〜6カ月に1回		
初期治療後4〜5年め	6〜12カ月に1回	1年に1回	気になる症状がある場合、必要に応じて
初期治療後6年め以降	1年に1回		

セルフチェックの基本

乳房を切除した場合も、反対側のチェックを！

鏡の前でチェック
まず両腕を下げ、その後両腕を上げた姿勢で確認。

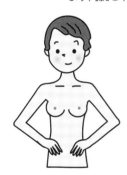
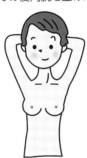

□乳房の変形がないか
□皮膚のくぼみやひきつれがないか
□皮膚にただれがないか
□乳頭のへこみ　　　　　　　など

触れてチェック
人さし指〜小指の腹で、やや強めに押すように触れる。

小さな円を描くようにしながら、渦巻き状に触れる。

縦、横にまんべんなく触れる。

乳頭をつまみ、出血や分泌物がないか確認。

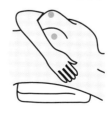

仰向けに寝て、わきの下から乳房の外側に触れる。

第1章 手術後の食事のとり方とレシピ

第2章 乳がんの基礎知識

第3章 乳がんの治療法

第4章 乳がん治療の副作用への対処

第5章 再発を防ぎ体調を整える生活のしかた

第6章 経済的な支援を受ける手続きのすべて

補正具や下着の選び方

術後には専用のパッドや下着が必要になります。入院前には手術直後に必要なものを準備し、創が落ち着いてから日常的に使うものを選びましょう。

●専用のパッドや下着には体のバランスをとる役割も

　乳房を切除または部分切除した場合、手術後は乳房用パッドや専用のブラジャーが必要になります。パッドや下着は傷を保護し、ボディイメージを整えるのに役立つだけでなく、体のバランスを調整して肩こりや背中、腰などの痛みを予防するためにも有効です。

●手術の方法や自分の好みに応じて選ぶ

　乳房用のパッドには、シリコン製やウレタン製のものなどがあります。それぞれ重さや使用感などが異なるので、快適に使えるものを選びましょう。パッドは、専用のブラジャーと一緒に使うのが基本です。ブラジャーには、乳房切除後用と部分切除後用のものがあります。部分切除の場合、創口（きずぐち）が回復すれば手術前の下着を使うことも可能です。ただし、リンパ節郭清や放射線治療を行った場合は、リンパの流れを滞らせないよう、体を締めつけるものは避けましょう。

●回復の状態によって下着のタイプも異なる

　入院時と手術直後、放射線治療中は、前開きで締めつけのない、やわらかなものが適しています。その後はノンワイヤーでやわらかな素材のブラジャーに、軽いパッドの組み合わせがよいでしょう。術後1～2カ月たって創口が落ち着いたら、試着をしてサイズや使用感を確認した上で、好みのパッドや下着を選びます。下着には通常のブラジャーのほか、スポーツブラやキャミソール、ブラスリップなどもあります。パッドや下着は、専門のショップのほか、大手下着メーカーでもとり扱っています。

乳房用パッドのタイプと特徴

	○	✕
シリコン製	・一定の重さがあるため、体のバランスがとりやすい ・ずれにくい	・価格が高め ・暑い季節は蒸れやすい
ウレタン製、スポンジ製	・汗を吸収するので蒸れにくい ・比較的、価格が安い	・軽いため、体のバランスがとりにくい ・ずれやすい

回復の状態と下着選び

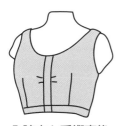

パッドはウレタン製など、薄くて軽いものを選ぶ

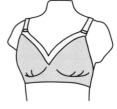

入院中と手術直後、放射線治療中
着脱しやすい前開きで、やわらかなものがよい。

傷口の痛みがおさまるまで
創口のまわりやわき、アンダーバストなどをしめつけないもの。ノンワイヤーでやわらかなものがよい。

創口が落ち着き、通常の生活に戻るとき
自分に合った使用感、サイズの専用ブラジャーを選ぶ。パッドも好みに合わせて選ぶ。

肩ひもが幅広で安定感がある

ストラップの調整金具は背中側

カップの内側にパッドを入れるポケット

手術のあとをカバーできるデザイン

上にずれにくい

第1章 手術後の食事のとり方とレシピ

第2章 乳がんの基礎知識

第3章 乳がんの治療法

第4章 乳がん治療の副作用への対処

第5章 再発を防ぎ体調を整える生活のしかた

第6章 経済的な支援を受ける手続きのすべて

再発を防ぎ体調を整える生活のしかた

術後に見られる後遺症

手術後、腕などにむくみが出たり、乳房やわきの下などにヒリヒリする痛みが出たりすることがあります。主治医に相談し対処しましょう。

●リンパが腕などにたまってむくむ「リンパ浮腫」

　リンパ節郭清や放射線治療を行うと、リンパの流れが悪くなり、手術をした側の腕や手、背中、肩、胸などにむくみやしびれが起こることがあります。これを「リンパ浮腫」といいます。リンパ浮腫は手術の後に起こることが多いのですが、術後しばらくたってから症状が出ることもあります。症状の改善には、専用の弾性衣類の着用や運動療法、マッサージ（リンパドレナージ）、保湿ケアなどを組み合わせて行うのが効果的。むくみに気づいたら、主治医や乳がん看護認定看護師などに相談しましょう。予防には、生活面での注意が有効です（126ページ〜参照）。

●むくみがあるときは肌を傷つけないように注意

　むくみがあるときは、すり傷などのけがや虫刺されにも注意が必要です。リンパ浮腫が起きているところに細菌が入ると、むくみが発症または悪化したり、皮膚の深い部分まで強い炎症が広がる「蜂窩織炎」につながったりすることがあるからです。むくみがあると痛みや腫れを感じにくくなるので、目で確認することが大切。肌を清潔にし、保湿も心がけましょう。

●痛みが続く「乳房切除後疼痛症候群」が起こることも

　乳がんの手術後、手術した側の乳房やわきの下、腕の内側などにヒリヒリするような痛みが起こることがあります。この痛みは「乳房切除後疼痛症候群（PMPS）」と呼ばれ、術後数年にわたって続くこともあります。薬物治療やリハビリなどが痛みの軽減に有効と考えられているので、痛みが長引くときは主治医に相談しましょう。

術後の後遺症への対策

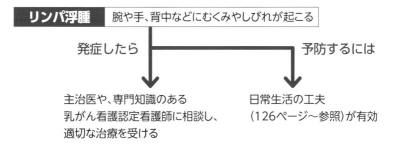

| リンパ浮腫 | 腕や手、背中などにむくみやしびれが起こる |

発症したら

主治医や、専門知識のある
乳がん看護認定看護師に相談し、
適切な治療を受ける

予防するには

日常生活の工夫
（126ページ〜参照）が有効

治療の基本

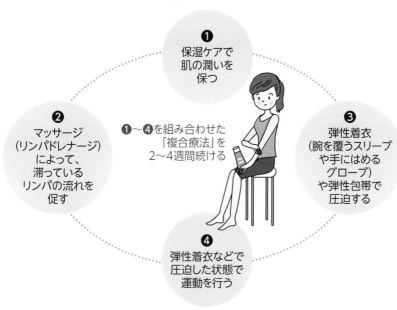

❶
保湿ケアで
肌の潤いを
保つ

❶〜❹を組み合わせた
「複合療法」を
2〜4週間続ける

❷
マッサージ
（リンパドレナージ）
によって、
滞っている
リンパの流れを
促す

❸
弾性着衣
（腕を覆うスリーブ
や手にはめる
グローブ）
や弾性包帯で
圧迫する

❹
弾性着衣などで
圧迫した状態で
運動を行う

| 乳房切除後疼痛症候群（PMPS） | 乳房や腕などにヒリヒリする痛みが起こる |

発症したら

主治医に相談し、薬物療法などを検討する

第1章 手術後の食事のとり方とレシピ
第2章 乳がんの基礎知識
第3章 乳がんの治療法
第4章 乳がん治療の副作用への対処
第5章 再発を防ぎ体調を整える生活のしかた
第6章 経済的な支援を受ける手続きのすべて

再発を防ぎ体調を整える生活のしかた

リンパ浮腫予防のために自宅でできること

リンパ浮腫は、術後時間がたってから起こることもあります。症状が出ていなくても、手術の直後からリハビリを続けることが予防につながります。

●むくみなどがなくてもリハビリを続ける

　リンパ浮腫を予防するためのリハビリは、手術の直後から行います。リンパ液を排出するためのドレーン（管）が抜けるまでは、手を握ったり開いたり、肘の曲げ伸ばしをしたりする程度の軽いものを続け、その後は徐々に腕や肩などを大きく動かすようにしていきます。退院後も、病院で受けた指導を元にリハビリを続けます。気になるむくみやしびれがなくても、継続することが予防につながります。自宅での生活では、家事や日常的な動作もリハビリになります。

●日常生活で注意したいこと

　リンパ浮腫の予防のためには、体を動かすリハビリに加え、生活面で注意したいこともあります。リンパ浮腫はリンパの流れが滞るために起こるので、手術した側の腕をしめつけたり、長時間、腕を下ろしたままにしたりするのはよくありません。また、腕や肩を動かすのはよいことですが、やりすぎは逆効果です。テニスやゴルフなど腕を大きく動かすスポーツや、重いものを持ったりするのは負担が大きすぎることがあるので要注意。肥満も、リンパ浮腫の原因のひとつになります。

●予防のためにはマッサージより体を動かすことが有効

　リンパ浮腫が起こっているときはマッサージ（**リンパドレナージ**）が有効ですが、むくみが出ていないときにマッサージをしても予防効果は期待できません。予防のためには、体調や体力に合わせて、無理のない範囲で腕や肩などを動かすことがおすすめです。

リンパ浮腫予防のために注意したいこと

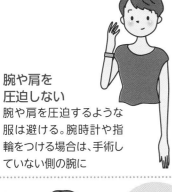

腕や肩を圧迫しない
腕や肩を圧迫するような服は避ける。腕時計や指輪をつける場合は、手術していない側の腕に

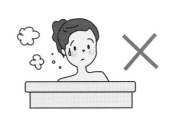

体を温めすぎない
長時間の入浴やサウナ、岩盤浴、ホットカーペットなどによる体の温めすぎに注意する

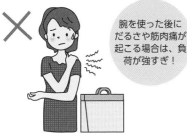

腕を使った後にだるさや筋肉痛が起こる場合は、負荷が強すぎ！

腕に負担をかけすぎない
重いものをもったり、手術した側の腕を急激に激しく動かしたりするのは避ける

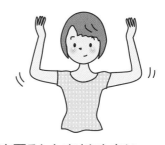

腕を下ろしたままにしない
同じ姿勢を続けず、ときどき腕を心臓より高い位置まで上げるなどの工夫をする

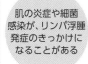

肌の炎症や細菌感染が、リンパ浮腫発症のきっかけになることがある

スキンケアをていねいに
肌を清潔に保ち、保湿ケアも十分に。すり傷などのけがや虫刺され、日焼けにも注意

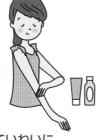

腕がだるいときは高くして休む
腕のだるさやむくみを感じたときは、枕などを利用して、腕を10㎝ほど高くして休む

1 手術後の食事のとり方とレシピ

2 乳がんの基礎知識

3 乳がんの治療法

4 乳がん治療の副作用への対処

第5章 再発を防ぎ体調を整える生活のしかた

6 経済的な支援を受ける手続きのすべて

リンパ浮腫の予防に役立つ運動

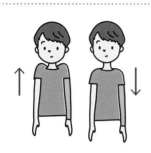

肩の上げ下ろし
肩をすくめた後、下ろしてリラックスさせる

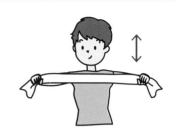

タオルストレッチ
両手でタオルを握って腕を前に伸ばし、ゆっくりと上げ下げする

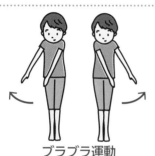

ブラブラ運動
やや前かがみの姿勢で立ち、伸ばした両腕を左右に振る

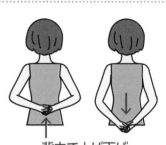

背中で上げ下げ
体の後ろで手を組み、手の甲を背中に当てて上げ下ろしする

こんな日常動作もリハビリに！

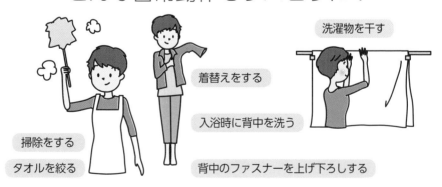

掃除をする

タオルを絞る

着替えをする

入浴時に背中を洗う

背中のファスナーを上げ下ろしする

洗濯物を干す

第6章

経済的な
支援を受ける
手続きのすべて

がんになると経済的な負担が大きくなる

乳がんは手術のほか、抗がん剤・ホルモン剤・分子標的薬を使う薬物療法、放射線治療があり、治療法や薬物によって費用は違ってきます。

●がんの治療費は、がんの種類や治療法、入院期間によって違う

　乳がんの治療にかかる費用は、がんの種類、治療法、入院期間・治療期間、薬や抗がん剤の種類によって大きく違ってきます。入院時に支払う手術代・薬代などの医療費は 100 ～ 200 万円ほどかかりますが、公的医療保険制度により、年齢によって 1 ～ 3 割の自己負担で済みます。さらに、公的な医療保険には「高額療養費制度」(136 ページ参照) という制度があり、70 歳未満で年収が約 370 万～ 770 万円の人の場合、医療費総額がどれほど高額になっても、自己負担額は 1 カ月 8 ～ 10 万円程度で済みます。ただし、差額ベッド代や文書料 (診断書)、先進医療にかかわる費用などは、保険適用外となり高額療養費の対象になりません。

●手術後、抗がん剤などの費用が負担になってくる

　ここまでの費用でいえば、先進医療を選ばない限り、手術をともなうほかの疾患と大きな差はありませんが、「乳がんは経済的負担が大きい」といわれるのは、手術後に高額な抗がん剤や放射線治療、ホルモン療法などが行われる場合です。高額療養費制度を使うことができても、この制度は 1 カ月単位ですので、長期間になると、大きな金額になります。また、治療費のほかに通院するための交通費や昼食代など、気がつくと家計を圧迫していることがあります。

●治療費が心配なら病院やがん相談センターに相談を

　治療費について心配なら、入院先の相談窓口や全国のがん診療連携拠点病院などに設置された「がん相談支援センター」に相談しましょう。公的な支援サービスなどを紹介し申請方法などを教えてくれます。

●医療費の自己負担割合

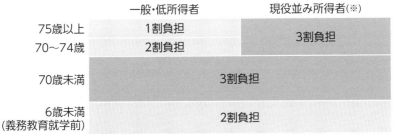

	一般・低所得者	現役並み所得者(※)
75歳以上	1割負担	3割負担
70～74歳	2割負担	
70歳未満	3割負担	
6歳未満 (義務教育就学前)	2割負担	

※住民税の課税標準額が145万円以上ある人のいる世帯の人

●乳がんの治療費の例（おおよその金額）

①3割負担の人の医療費（200万円の場合）

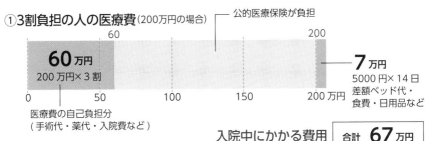

公的医療保険が負担

60万円
200万円×3割

7万円
5000円×14日
差額ベッド代・
食費・日用品など

0　50　100　150　200万円

医療費の自己負担分
（手術代・薬代・入院費など）

入院中にかかる費用　合計 **67**万円

②高額療養費制度を利用したら

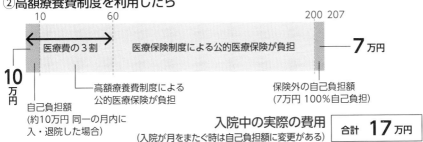

10万円

医療費の3割
医療保険制度による公的医療保険が負担

7万円

自己負担額
（約10万円 同一の月内に
入・退院した場合）

高額療養費制度による
公的医療保険が負担

保険外の自己負担額
（7万円 100%自己負担）

入院中の実際の費用
（入院が月をまたぐ時は自己負担額に変更がある）　合計 **17**万円

③抗がん剤治療の費用（1カ月約16万5千円の場合）

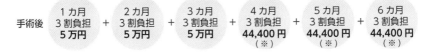

| 手術後 | 1カ月
3割負担
5万円 | + | 2カ月
3割負担
5万円 | + | 3カ月
3割負担
5万円 | + | 4カ月
3割負担
44,400円
(※) | + | 5カ月
3割負担
44,400円
(※) | + | 6カ月
3割負担
44,400円
(※) |

退院後の費用
（6ヵ月間）　合計 **28**万**3200**円

※多数回該当による

第1章 手術後の食事のとり方とレシピ
第2章 乳がんの基礎知識
第3章 乳がんの治療法
第4章 乳がん治療の副作用への対処
第5章 再発を防ぎ体調を整える生活のしかた
第6章 経済的な支援を受ける手続きのすべて

乳がんの治療費はどのくらい

乳がんの治療費は手術代など初期費用だけでなく、長期にわたることもあるので、ジェネリック医薬品を活用するなど出費を抑える工夫が必要です。

●手術後、長期間にわたって治療費がかかる例も多い

　乳がんは、ほかのがんと比較して、治療期間が長期にわたる傾向があるため、病気への不安と同時に、治療費の負担に悩む患者さんも少なくありません。手術後の抗がん剤や放射線治療の費用、長期間にわたって受けるホルモン療法の薬も高額になります。さらに、分子標的薬が有効な患者さんは負担が多くなりがちです。また、ウィッグ（医療用かつら）、補整具などの費用も気になるところです。とくに、家計をやりくりする立場の女性の場合、自身の医療費が家族に経済的な負担をかけていることをつらく感じ、高額になる検査や治療をためらう患者さんも少なくありません。

●信頼できるジェネリック医薬品を希望する方法もある

　抗がん剤の使い方は患者さんの状態や年齢などによって違い、薬剤の費用も大きく違います。多く行われる AC の治療計画では 1 回の注射が 1 万円（3 割負担）程度。リンパ節転移のある患者さんの再発を防ぐのに使われるタキサン系薬剤は、副作用を抑える薬を含めて 1 回 5 〜 6 万円（3 割負担）程度と高額です。ホルモン療法剤は閉経前と閉経前後、閉経後の患者さんで使われる薬は違いますが、1 回の支払いは 1 〜 5 万円（3 割負担）程度になります。信頼できるジェネリック医薬品であれば半額程度になります。

●支払った医療費のメモと領収証は保管しておきましょう

　検査・入院・通院などの際、病院に支払った費用は必ず、項目と金額をメモし、領収書も必ず保管しましょう。月々にまとめておくと後でわかりやすいでしょう。医療費はその年の所得税の控除の対象になります（144

ページ）。また、費用の記録があれば、ジェネリック医薬品を希望するなど、今後の療養計画のめやすになるので、治療が終るまで保管しておくとよいでしょう。

●記録のしかたの例

月	日	治療の内容	金　額	交通費	薬剤費
1	6	MRI検査	10,190	720	
	18	病理診断	4,770	720	
2	8	抗がん剤治療	23,720	720	2,690
	18	血液検査	820	720	1,950
3	8	抗がん剤治療	21,090	720	960
	18	血液検査	940	720	2,740
	29	抗がん剤治療	21,130	720	1,950

●乳がんの治療費のめやす

治　療		総　額	自己負担額(3割の場合)
乳房温存手術		75万円	23万円前後
乳房切除術		100万円	30万円前後
乳房再建術	人工乳房による再建	130〜160万円	40〜50万円
	自家組織による再建	100〜200万円	30〜60万円
放射線療法(25回総額)		50〜70万円	15〜21万円前後
ホルモン療法(閉経後・1年間内服)		18万円	5.4万円
抗がん剤	AC治療(4サイクル分)	13万円	4万円 (1回1万円前後)
	タキサン系薬剤(毎週×12回)	68万円	20万円 (1回の支払い1.6万円)
	分子標的薬(3週ごと12回)	216万円	65万円 (1回5万円前後)

※埼玉医科大学国際医療センター調べ
※医療機関や薬剤によって費用は異なります。

1 手術後の食事のとり方とレシピ
2 乳がんの基礎知識
3 乳がんの治療法
4 乳がん治療の副作用への対処
5 再発を防ぎ体調を整える生活のしかた
第6章 経済的な支援を受ける手続きのすべて

乳がんで利用できる公的サービス

乳がんによって社会生活に支障が出るようなことがあったら、申請によってさまざまな公的なサービスが利用できます。

●公的な支援サービスを活用する

　がんの患者さんが追い詰められるのは、病気の不安だけでなく、治療費は高額になるばかりか、長期の療養生活を余儀なくされる場合、収入が減って経済的な不安が大きくなることが多いからです。それらの不安を解消するには、医療費の負担が軽くなる制度や税金が還付される制度、病気によって失業せざるを得なくなったときの支援制度、さらに医療費や生活費の扶助が受けられる制度など、公的な支援制度をよく知ることが大切です。

●制度の相談は医療機関や自治体の窓口へ

　公的な支援制度を十分に活用するには、会社・団体の担当課、各医療機関の相談窓口、各自治体の相談窓口に問い合わせて、自分の状況を説明し、どんな支援が受けられるか情報を得ることが大事です。体験者に聞くことも有効なので、患者の会などに参加すると役立つ情報が入手できます。

●医療保険の保険適用になるかどうか事前の確認が必要

　乳がんの治療は、さまざまな薬が使われ、そのなかには保険適用でないものもあります。そうした保険外の薬を主治医から処方されたとき、どの程度家計に影響するか、考える必要があります。保険適用にならない薬などの治療法は、全額自己負担になるだけでなく、医療保険の高額療養費の対象にもならないからです。高額な出費をどのくらいの期間、覚悟しなくてはいけないのか、予定することが大切です。逆に、自家組織や人工乳房による一部の乳房再建や、リンパ浮腫の治療（弾性着衣や弾性包帯の購入費）など、保険適用になっている治療法もあるので主治医に相談するとよいでしょう。

●主な公的な支援制度

	公的支援制度	制度の内容	相談・申請先
医療費の負担が軽くなる	高額療養費	1カ月の医療費の自己負担分が一定額(一般の収入の世帯でおよそ8万円)を超えた場合、超えた分が支給される制度(136ページ参照)	加入する公的医療保険の窓口
	限度額適用認定申請	70歳未満の公的医療保険の加入者が、あらかじめ限度額適用認定申請(70歳以上の場合は不要)をしておけば、窓口負担が自己負担限度額だけで済む制度(140ページ参照)	加入する公的医療保険の窓口
	乳房再建手術	自分の体の一部である自家組織を用いた再建法、人工乳房(インプラント)を用いた再建法(※)が保険適用になっている	加入する公的医療保険窓口
	リンパ浮腫の治療費	リンパ浮腫指導管理料・弾性着衣の購入費・弾性包帯の購入費が保険適用になっている	加入する公的医療保険の窓口
生活を支える制度	傷病手当金	会社員や公務員などが病気などによって休職する間の給料を、最長で1年6カ月間、一定額を保障する制度(142ページ参照)	加入する公的医療保険の窓口
	医療費控除	1年間(1〜12月)に一定以上の医療費の自己負担があった場合、所得税が還付される制度(144ページ参照)	住所地の税務署
失業したら	雇用保険	療養によって離職せざるを得なくなった場合、雇用保険の被保険者で働く意思と能力があれば、一定期間、一定額の失業給付を受給できる	住所地を管轄するハローワーク
	就職支援	雇用保険とともに求職相談もハローワークの役割。就職先の紹介業務のほか、各種の手当・給付・貸付などの支援も行っている	住所地を管轄するハローワーク
経済的に困った場合は	限度額適用・標準負担額減額認定	住民税非課税世帯に対し、申請により入院中の食事代や医療費の自己負担を軽くする制度	加入する公的医療保険の窓口
	生活保護	病気などで働けず生活が困窮する家庭に医療・生活扶助などを行う制度	市区町村担当窓口や福祉事務所
	生活福祉資金貸付制度	低所得者などに対し生活福祉資金を貸付ける制度で、療養費などは無利子	市区町村の社会福祉協議会

※ 2019年7月にメーカーの自主回収により日本国内の保険適用になった製品の流通が停止したが、2019年10月に別の製品が承認を得た。

■1 手術後の食事のとり方とレシピ

■2 乳がんの基礎知識

■3 乳がんの治療法

■4 乳がん治療の副作用への対処

■5 再発を防ぎ体調を整える生活のしかた

第6章 経済的な支援を受ける手続きのすべて

高額の医療費負担を軽減する制度

1〜3割負担でも医療費が高額になってしまったら、決められた上限を超えた分は加入する医療保険から払い戻される制度があります。

●高額な医療費は加入する医療保険から一定額払い戻される

　がんの治療では、1〜3割の自己負担でも、医療費が高額になることがあります。そんな高額になる医療費について、一定の額を超える分は加入する医療保険が賄ってくれるのが「高額療養費制度」です。

　医療機関や薬局の窓口で支払った額が1カ月（1日〜月末）で一定額を超えた場合、その超えた金額を加入する保険が支払ってくれます。対象となるのは、医療保険が適用される医療機関や薬局へ支払う1〜3割の自己負担額です。

　ひとりの人が複数の医療機関に支払った費用のほか、同じ世帯で同じ医療保険に加入している家族の医療費も合算することができます（世帯合算）。ただし70歳未満の場合は、医療機関ごとに入院と外来、医科と歯科に分けて金額を合計し、2万1000円以上の自己負担のみ合算されます。また、過去12カ月以内に3回以上、高額療養費制度を利用している場合、4回めからは上限の額が引き下げられます（多数回該当）。

●高額療養費の受給には2つの方法がある

　高額療養費の受給には、2つの方法があります。1つめが、自己負担分をいったん支払い、その後に申請するものです。2つめが、事前に手続きをしておく方法。70歳未満の場合、加入している医療保険の担当窓口に申請すると「限度額適用認定証」が交付されます（140ページ参照）。この認定証を医療機関などで提示すれば、窓口での支払いは自己負担の上限までになります。70歳以上の「現役並みⅢ」と「一般」の場合、加入する健康保険から交付される「高齢受給者証」を提示すれば、窓口での支払いは自己負担の限度額になります。

●高額療養費の上限額

70歳未満の場合

適用区分	ひと月の上限額(世帯ごと)	多数回該当の場合
年収約1,160万円以上	252,600円+(医療費−842,000)×1%	140,100円
年収約770万円〜約1,160万円	167,400円+(医療費−558,000)×1%	93,000円
年収約370万円〜約770万円	80,100円+(医療費−267,000)×1%	44,400円
年収約370万円以下	57,600円	44,400円
住民税非課税者	35,400円	24,600円

70歳以上の場合

適用区分		ひと月の上限額(世帯ごと)		多数回該当の場合
現役並み	(Ⅲ)年収約1,160万円〜	252,600円+(医療費−842,000)×1%		140,100円
	(Ⅱ)年収約770万円〜約1,160万円	167,400円+(医療費−558,000)×1%		93,000円
	(Ⅰ)年収約370万円〜約770万円	80,100円+(医療費−267,000)×1%		44,400円
一般	年収約156万円〜約370万円	外来(個人ごと) 18,000円 年間上限 144,000円	57,600円	44,400円
住民税非課税等	Ⅱ 住民税非課税世帯	外来(個人ごと)	24,600円	
	Ⅰ 住民税非課税世帯 (年金収入80万円以下など)	8,000円	15,000円	

※ 「住民税非課税」の区分には多数回該当の適用はありません。

■1■ 手術後の食事のとり方とレシピ

■2■ 乳がんの基礎知識

■3■ 乳がんの治療法

■4■ 乳がん治療の副作用への対処

■5■ 再発を防ぎ体調を整える生活のしかた

第6章 経済的な支援を受ける手続きのすべて

高額療養費の申請のしかた

高額療養費は、通常はいったん医療機関に自己負担額の全額を支払い、3〜4カ月後に保険者から届く申請書を受け取ってから申請します。

●高額療養費を事後に手続きする場合

高額療養費の対象となる人には、高額になった診療月からおおむね3〜4カ月ほどたって、「高額療養費支給申請書」が届きます。その書類に必要事項を記入し、加入する医療保険に申請します。会社や団体であれば、人事課などに申請し代行してもらうことも多いでしょうが、国民健康保険の加入者は、住所地の市区町村の「国民健康保険課」に申請します。

一般的には、「高額療養費申請書」「運転免許証やパスポート」「医療費などの領収書」「振込先の口座がわかるもの」「マイナンバーがわかるもの」などが必要ですが、郵送が可能な場合は本人確認書類の写しなどを添付します。

申請に間違いがなければ、病院の窓口で支払った保険適用医療費から自己負担限度額を差し引いた金額が振り込まれます。

例 100万円の医療費で、窓口の負担（3割）が30万円かかる場合

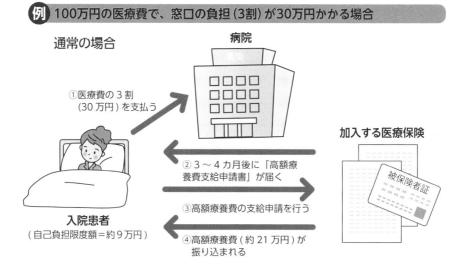

通常の場合

病院

①医療費の3割（30万円）を支払う

②3〜4カ月後に「高額療養費支給申請書」が届く

③高額療養費の支給申請を行う

④高額療養費（約21万円）が振り込まれる

入院患者
（自己負担限度額＝約9万円）

加入する医療保険

被保険者証

●高額療養費支給申請書（国民健康保険）の記入例

国民健康保険高額療養費支給申請書

●● 市 長 　様

令和○○年 10 月 10 日

申請者（世帯主）
・住所
　●●市 東町1-2-3
・氏名　山田花子　　　　　㊞
　個人番号 123456789012
・電話 （○○○）○○○○−○○○○

令和○○年 7 月診療分を下記のとおり申請します。

(1)	被保険者の記号・番号				
(2)	療養を受けた被保険者の氏名				
(3)	個 人 番 号	123456789012			
(4)	療養を受けた被保険者の生年月日	昭和40年5月10日			
(5)	一般・退職の区分	一般			
(6)	世帯主（組合員）との続柄	本人			
(7)	傷病名	乳がん			

(8)	療養を受けた病院・診療所・薬局等の名称及び所在地	名称	東町病院	
		所在地	○○市 東町	

(9)	診療科目、入院・外来の別	乳腺外科・入院

(10)	(8)の病院等で療養を受けた期間	令和○年 1 月 10 日から同月 23 日まで 14 日間	令和　年　月　日から同月　日まで　日間	令和　年　月　日から同月　日まで　日間	平成　年　月　日から同月　日まで　日間
(11)	(10)の期間に受けた療養に対し病院等で支払った額	300,000 円	円	円	円
(12)	今回申請の診療年月以前1年間に高額療養費の支給を3回以上受けたときはその直近の診療年月		(13)課税区分（世帯全体）	(14)課税区分（70歳以上）	

【70歳以上高額療養費】 | **【国保世帯全体】**

高齢者外来		高齢者世帯合算		
外来自己負担限度額	円	自己負担限度額	円	世帯自己負担限度額 　円
高齢者外来支給額	円	高齢者世帯支給額	円	世帯支給額 　円

※限度額は制度上の限度額を表示しています。　特例該当有無　有・無

既支給決定額	円	差引支給額	円	世帯最終支給額	円

振込んでください 右の預金口座へ	振込先金融機関名	○○銀行	本店支店名	東町支店	委任状	受任者住所	
	口座種目	① 普通 2.当座	口座番号	○○○○○		受任者氏名	
	フリガナ	ヤマダハナコ				受任者氏名（申請者）	支給金額の申請・受領を上記の者に委任します。　平成　年　月　日　　㊞
	口座名義人	山田花子					

第1章 手術後の食事のとり方とレシピ
第2章 乳がんの基礎知識
第3章 乳がんの治療法
第4章 乳がん治療の副作用への対処
第5章 再発を防ぎ体調を整える生活のしかた
第6章 経済的な支援を受ける手続きのすべて

「限度額適用認定証」制度と利用のしかた

手術代などの治療費を支払うとき、あらかじめ「限度額適用認定」を受けていれば、医療機関への支払いは自己負担限度額までになります。

●「限度額適用認定証」を利用する

　高額療養費制度は、通常はいったん医療機関で自己負担額の全額を支払いますが、あらかじめ加入する医療保険窓口に申請し、「限度額適用認定」を受けていれば、認定証を医療機関に提示すると保険診療分は高額療養費の自己負担限度額までの支払いで済み、一度に用意する費用を抑えることができます。限度額適用認定証の交付申請をする場合は、「限度額適用認定申請書」（上位所得者・一般）または「限度額適用・標準負担額減額認定申請書」（低所得者）に必要事項を記入し、加入する医療保険に申請します。一般的には「限度額適用認定申請書（一般）」「保険証」「印鑑」「申請者の本人確認書類」などが必要です。なお、70歳以上の人については、現役並み所得者（一部）及び一般の区分にあたる人は、医療機関へ高齢受給者証を提示することで、負担割合に応じた自己負担限度額までの窓口負担となるので、限度額適用認定証は不要です。

例 100万円の医療費で、窓口の負担(3割)が30万円かかる場合

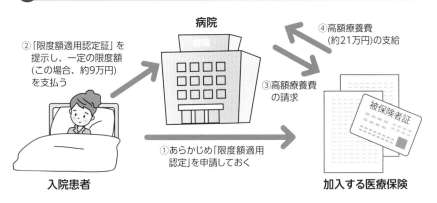

②「限度額適用認定証」を提示し、一定の限度額（この場合、約9万円）を支払う

④高額療養費（約21万円）の支給

③高額療養費の請求

①あらかじめ「限度額適用認定」を申請しておく

病院

被保険者証

入院患者

加入する医療保険

国民健康保険限度額適用等認定申請書

○○市長 あて
申請日 2020 年 3 月 1 日
下記のとおり、申請します。

申請区分	✓ 限度額適用	□ 標準負担額減額	□ 限度額適用・標準負担額減額
被保険者証記号番号	記号 10 － ○○○○○	番号	

世帯主	住 所	○○市東町1-2-3 電話 ○○○（○○○）○○○○			
	氏 名	山田花子 ㊞			印
	個人番号	1 2 3 4 5 6 7 8 9 0 1 2	生年月日	昭和・大正・昭和・平成	40年 5 月 10 日
限度額適用減額対象者	氏 名	山田花子	生年月日	昭和・平成	年 月 日
	個人番号	1 2 3 4 5 6 7 8 9 0 1 2	世帯主との続柄		本人

長期入院	該当 ・ 非該当	（申請日の前1年間の入院日数が91日以上は長期該当）

ここから下は長期入院該当者のみ記入してください 入院日数合計 （ 14 日間）

①	申請日の前1年間の入院期間（日数）	○○年 1 月10日から ○○年 2 月23日まで（ 14 日間）	
	入院した保険医療機関等	名 称	東町病院
		所在地	○○市東町4-3-2
②	申請日の前1年間の入院期間（日数）	年 月 日から 年 月 日まで（ 日間）	
	入院した保険医療機関等	名 称	
		所在地	
③	申請日の前1年間の入院期間（日数）	年 月 日から 年 月 日まで（ 日間）	
	入院した保険医療機関等	名 称	
		所在地	

※国民健康保険法施行規則により世帯に属する被保険者と申請者（世帯主）の個人番号の記載が必要です。

転送を希望される場合はご記入ください。

〒
住所

氏名

続柄　　　　　　電話番号

受付者	受付印

認定証の更新のご案内送付先
□今回の転送先のご住所　　□ご本人様ご住所

※市処理欄

確認書類	□国民健康保険被保険者証　　□運転免許証　　□パスポート　　□写真付き住民基本台帳カード □その他官公署の発行した免許証・許可証又は身分証明書（　　　　　　　） □マイナンバーカード　　□通知カード □委任状

【HP02】

第1章 手術後の食事のとり方とレシピ
第2章 乳がんの基礎知識
第3章 乳がんの治療法
第4章 乳がん治療の副作用への対処
第5章 再発を防ぎ体調を整える生活のしかた
第6章 経済的な支援を受ける手続きのすべて

長期間休んだら支給される傷病手当金

被用者保険(健康保険)に加入するサラリーマンなどが病気やけがによって休職したら、給料が支払われない期間中、一定額の手当金が支給されます。

●会社員や公務員は「傷病手当金」がもらえる

がんの治療は長期にわたることが多く、体力が回復するまで、会社を休職せざるを得ないことになります。その間、医療費がかさむうえ給料も得られないとなると、経済的な不安は大きくなるばかりです。そんなときに支えになるのが、加入する公的な医療保険の「傷病手当金」の制度です。入院・通院を問わず治療中の生活費を補償します。利用できるのは会社員や公務員などで、国民健康保険の加入者は対象になりません。

●給料の3分の2を1年6カ月間支給される

傷病手当金は、病気などで報酬が得られなくなったとき、会社に代わって加入する健康保険組合が給料の3分の2の金額を保障してくれる制度です。連続する3日間を含み4日以上休んだ場合に条件が成立し、最長で1年6カ月支給されます(出勤日は含まれない)。社会復帰を急ぐストレスで、回復を遅らせてしまう患者さんも多いので、「傷病手当金」などの公的な制度を上手に活用し、経済的な負担を軽減させながら無理のない療養生活を送りましょう。

●申請は会社経由で行うのが一般的

傷病手当金は、被用者保険(健康保険)にある制度なので、会社経由で請求するのが一般的です。受給条件に当てはまる場合は、まず会社の担当部署に相談しましょう。必要事項を記入した「傷病手当金支給申請書」を健康保険の担当窓口に提出します。申請書には療養担当者(主治医)が記入する欄があるので、主治医に依頼する必要があります。申請書を提出してから入金までは、2～3週間ほどかかります。

第1章 手術後の食事のとり方とレシピ

第2章 乳がんの基礎知識

第3章 乳がんの治療法

第4章 乳がん治療の副作用への対処

第5章 再発を防ぎ体調を整える生活のしかた

第6章 経済的な支援を受ける手続きのすべて

●「待期3日間」が完成しないと支給されない

3日間連続して休んだあと、4日以降の仕事に就けなかった日に対して支給されます。その3日間には有給休暇を取得した日、土日、祝日などの公休日も労務不可能であった場合は待期期間に含まれます。

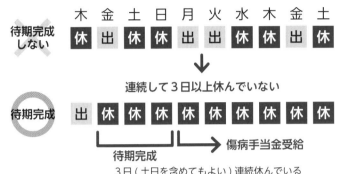

●支給される期間

傷病手当金が支給されるのは支給開始日から1年6カ月で、その間に出勤して給与支払いがあった場合、その期間は支給期間に含まれず、欠勤期間の通算で1年6カ月間手当金は支給されます。

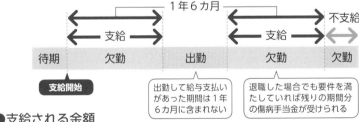

●支給される金額

傷病手当金は、1日につき被保険者の標準報酬日額(給料、残業手当、家族手当、通勤手当など、労務の対償として支払われるものすべてが含まれる)の3分の2に相当する金額が支給されます。標準報酬日額とは、標準報酬月額の30分の1に相当する額(10円単位)です。

> **例** 月給(標準報酬月額)30万円の人の場合
>
> 10,000円(標準報酬日額)×3分の2 = 6,667円(1円未満四捨五入)
> 1日につき　6,667円
> 1カ月につき　約20万円

医療費控除で所得税の負担を軽くする

高額療養費制度を利用しても、医療費の自己負担額が高額になったとき、申請によって所得税の一部が還付されるしくみがあります。

●医療費控除

「医療費控除」とは1年間(1月1日〜12月31日)に自己または生計を一にする世帯ごとの医療費が一定額を超えるときは所得控除を受けることができるしくみです。控除額を決める計算式は次の通りで、最高200万円までです。

| ①1年間に支払った医療費 | − | ②保険金などで補填される金額(※) | − | ③10万円(その年の総所得金額等が200万円未満の人は、総所得金額等の5%の金額) | = | ④**医療費控除** |

※生命保険で支給される入院費給付金や、健康保険で支給される高額療養費など

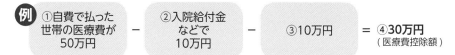

| 例 | ①自費で払った世帯の医療費が50万円 | − | ②入院給付金などで10万円 | − | ③10万円 | = | ④**30万円**(医療費控除額) |

※④はあくまで控除額なので30万円還付されるわけではありません。

実際に還付される金額
年間課税所得の税率が10%の人であったら、30万円×10%＝3万円所得税が還付されます。なお、年末調整では10%課税であったが、医療費控除(所得控除)を30万円受けたために税率が5%になるケースもありますので3万円はあくまでもめやすです。

●医療費控除の対象になる費用とならない費用

医療費控除の対象になる費用は細かい決まりがあり、治療費や入院費は対象になりますが差額ベッド代は対象外。バスや電車を使った交通費や、緊急で利用した場合やバスや電車が利用できない場合のタクシー代は対象ですが、マイカーのガソリン代や駐車場代は対象外です。1回・2回は対象とならなくても、化学療法などで通院が長引く場合、こまめに領収証を取っておいたり費用をメモしておくと確定申告の際に役立ちます。

手術後の食事の とり方とレシピ ■1

乳がんの基礎知識 ■2

乳がんの治療法 ■3

乳がん治療の 副作用への対処 ■4

再発を防ぐ体調を 整える生活のしかた ■5

第6章 経済的な支援を受ける 手続きのすべて

●医療費控除の明細書の書き方例

令和　　　年分　医療費控除の明細書

※この控除を受ける方は、セルフメディケーション税制は受けられません。

住　所　東京都新宿区○-○-○　　　　氏　名　山田花子

1 医療費通知に関する事項

医療費通知(※)を添付する場合に、右記の(1)～(3)を記入します。

※医療保険者が発行する医療費の額等を通知する書類で、次の6項目が記載されたものをいいます。
(例:健康保険組合等が発行する「医療費のお知らせ」)
①被保険者等の氏名、②療養を受けた年月、③療養を受けた者、④療養を受けた病院、診療所、薬局等の名称、⑤被保険者等が支払った医療費の額、⑥保険者等の名称

(1) 医療費通知に記載された医療費の額	(2) (1)のうちその年中に実際に支払った医療費の額	(3) (2)のうち生命保険や社会保険などで補てんされる金額
62,716 円	⑦ 57,500 円	⑦ 円

医療費通知(原本)を提出する場合に記入する

2 医療費(上記1以外)の明細

「医療を受けた方の氏名」、「病院・薬局などの支払先の名称」ごとにまとめて記入することができます。上記1に記入したものについては、記入しないでください。

(1) 医療を受けた方の氏名	(2) 病院・薬局などの支払先の名称	(3) 医療費の区分	(4) 支払った医療費の額	(5) (4)のうち生命保険や社会保険などで補てんされる金額
山田花子	○○病院	☑診療・治療 □介護保険サービス □医薬品購入 □その他の医療費	300,000円	120,000円
山田花子	△△薬局	☑診療・治療 □介護保険サービス □医薬品購入 □その他の医療費	58,000	
山田花子	××交通	□診療・治療 □介護保険サービス □医薬品購入 ☑その他の医療費	4,500	
山田一郎	○○医院	☑診療・治療 □介護保険サービス □医薬品購入 □その他の医療費	24,000	
山田一郎	○○薬局	□診療・治療 □介護保険サービス ☑医薬品購入 □その他の医療費	36,000	
山田雄太	※※病院	☑診療・治療 □介護保険サービス □医薬品購入 □その他の医療費	20,000	
		□診療・治療 □介護保険サービス □医薬品購入 □その他の医療費		
		□診療・治療 □介護保険サービス □医薬品購入 □その他の医療費		
		□診療・治療 □介護保険サービス □医薬品購入 □その他の医療費		
		□診療・治療 □介護保険サービス □医薬品購入 □その他の医療費		
		□診療・治療 □介護保険サービス □医薬品購入 □その他の医療費		
		□診療・治療 □介護保険サービス □医薬品購入 □その他の医療費		
		□診療・治療 □介護保険サービス □医薬品購入 □その他の医療費		
2　の　合　計			⑦ 442,500	① 120,000
医　療　費　の　合　計		A (⑦+⑦) 500,000 円	B (①+①) 120,000 円	

は、申告書と一緒に……ください。

医療費の領収書から必要事項を記載する

3 控除額の計算

支払った医療費	(合計) 500,000 円	A
保険金などで補てんされる金額	120,000	B
差引金額 (A - B)	(赤字のときは0円) 380,000	C
所得金額の合計額	4,736,800	D
D × 0.05	(赤字のときは0円) 236,840	E
Eと10万円のいずれか少ない方の金額	100,000	F
医療費控除額 (C - F)	(最高200万円、赤字のときは0円) 280,000	G

A → 申告書第二表の「所得から差し引かれる金額」「に関する事項」の医療費控除欄に転記します。

D →
(注)次の場合には、それぞれの金額を加算します。
・退職所得及び山林所得がある場合・・・その所得金額
・ほかに申告分離課税の所得がある場合・・・その所得金額 (特別控除前の金額)
なお、純損失の繰越等の場合には、申告書第四表(損失申告用)の「4 繰越損失を差し引く計算」欄の⑨の金額を転記します。

G → 申告書第一表の「所得から差し引かれる金額」の医療費控除欄に転記します。

医療費控除額を計算し、確定申告に転記する

30.11

145

がんを保障する生命保険のいろいろ

医療費は公的医療保険の高額療養費制度が適用になりますが、ほかの費用も高額になるので、民間の保険でまかなう方法があります。

●生命保険で差額ベッド代などをまかなう

　初・再診料や手術料、入院料などの治療にかかわる主な費用には公的医療保険が適用されますが、入院中の食事代の一部や差額ベッド代、交通費、保険の利かない検査・治療を受けた場合は全額自己負担になります。民間の生命保険は、こうした公的医療保険で保障されない費用や、医療費の自己負担分の軽減に役立てることができます。

●がんを保障する保険の契約は「主契約」か「特約」を選ぶ

　生命保険には、死亡のときに備える保険のほか、病気やケガに備える保険もあります。がんに備えるには、このタイプの保険が有効ですが、契約のしかたは 2 つの方法があります。

　1 つは医療保障を目的にした保険を「主契約」する方法で、「がん保険」「特定疾病保障保険」などがあります。もう 1 つは死亡などに備える生命保険や医療保険に、がんに備える「特約」を付加する方法です。

　がん特約というのは、がんの保障を主契約である生命保険や医療保険に付けるものです。現在入っている保険に付けることができます。ただし、特約として付けた場合、主契約の生命保険や医療保険を解約したときに、がんの保障がなくなってしまいます。主契約を解約して、がん特約のみを残すということはできません。

　また、保険会社によっては特約保険料が、一般的ながん保険の保険料よりも割高になっていることがあります。がん保険は、商品やプランによって保障内容や保険料に開きがあるので、特約として付ける場合には、必ず特約保険料と、一般的ながん保険の保険料を比較するようにしましょう。

●がんに備える生命保険のいろいろ

①病気やケガに備える保険（主契約）

医療保険	病気やけがが幅広く保障されます。ただし、入院給付に支払い限度日数があります。	
がん保険	◆がん保険の主な給付金と保険金	
	がん診断(治療)給付金	・がんと診断されたときに受け取れます。 ・保険期間を通じて1回のみ受け取れる商品と複数回受け取れる商品があります。 ・給付金が受け取れる時期はいろいろありますが、がん診断確定時に受け取れるものがたすかります。
	がん入院給付金	・がんの治療のため入院したとき、入院日数に応じて受け取れます。 ・入院給付日数に制限がないので、何日間入院しても何回入院しても入院給付金が受け取れます。
	がん手術給付金	・がんで所定の手術を受けたとき、手術の種類に応じて受け取れます。 ・一般的に、受け取れる給付金額は手術の種類により異なり、入院給付金日額の10倍・20倍・40倍などがあります。
	がん死亡保険金	・死亡したときに受け取れます。 ・がんで死亡したときに受け取れる保険金額は入院給付金日額の100倍などです。
特定疾病保障保険	がん、急性心筋梗塞、脳卒中が対象。 がんと診断されると保険金が支払われ契約は終了します。	

②主契約に「特約」を付加する保険

女性疾病入院特約	乳がんなど女性特有の病気で入院したときに入院給付金が受け取れます。
成人病(生活習慣病)入院特約	がんなどの生活習慣病で入院したときに入院給付金が受け取れます。
がん入院特約	がんによる入院のとき給付金が受け取れます。 手術給付金や診断給付金、死亡保険金が受け取れる商品もあります。
特定疾病保障特約	三大疾病が原因による死亡・高度障害のときに保険金が受け取れます。
先進医療特約	先進医療の治療を受けたとき技術料相当額の給付金が受け取れます。 先進医療とは、「厚生労働大臣が定める高度の医療技術を用いた療養その他の療養」で、がん治療でよく知られる「重粒子線治療」や「陽子線治療」などです。

第1章 手術後の食事のとり方とレシピ

第2章 乳がんの基礎知識

第3章 乳がんの治療法

第4章 乳がん治療の副作用への対処

第5章 再発を防ぎ体調を整える生活のしかた

第6章 経済的な支援を受ける手続きのすべて

事例　わたしが病後に気をつけていること

再発を防ぐ生活が、ほかの病気の予防にもつながると信じて

がんの再発予防に必要だと考え、体によい料理に関心をもつようになったAさん。外出や人との交流、軽い運動を心がける生活が、生活習慣病全般の予防に役立ち、現在すこぶる健康な日々を送っています。

患者さんのプロフィール

家　　　族	夫
病　　　期	乳がん ルミナールBステージⅡa
治　療　法	乳房温存手術＋抗がん剤治療 ＋放射線治療＋ホルモン療法 （現在継続中）
術後の期間	約5年経過

人間ドックで見つかった乳がん

　がんは健診センターの人間ドックで見つかりました。そのあと地域の病院を受診し、さらに手術をすることになった公立の病院で精密な検査を受けました。それまでは確定ではなかったのですが、「たぶん、がんだろう」という不安はありました。

　ですから、告知されたとき、よくドラマで観るような大きなショックはありませんでした。針生検の結果を見た担当医から「比較的穏やかながんで

す」と言われたせいか、「ルミナールAのステージⅠくらい？」と楽観したのですが、実際はそれほど軽いものではありませんでした。その日まで、本やネットで乳がんについて、ある程度の知識はたくわえていたので、担当医の説明は理解できました。

　次に発せられた医師の「抗がん剤治療をやりますか?」という質問を受けたときは、「がんです」と言われたときよりショックが大きかったです。わたしはアレルギー体質なので、抗がん剤に耐えられるか、不安があったのです。

　2014年の7月に手術をし、9月から12月にかけて抗がん剤治療をしましたが、正直、手術よりつらかったですね。点滴の注射がなかなか入らず、液が落ちていくのも普通の人の4倍くらい時間がかかったでしょうか。それでも4クールということなので、多くの人が受けている8クールだったらもっ

と大変だったでしょうね。

療養に必要なことから
料理に目覚める

　なんとか3カ月の抗がん剤治療を乗り切ったころ、どんな食材が体によくて、何を食べると体に悪いのか、ということに関心が強くなりました。

　もともと料理は好きなほうだったのですが、おいしい料理をめざすだけでなく、以前より体によい食事を意識するようになりました。夫もいるので、わたしの再発予防だけを中心には考えられませんでしたが、料理に関心が強くなったのは確かです。

　一般的に体によくないといわれているものを避け、大豆製品、野菜、果物、キノコ、海藻などを多くとるように心がけました。食品に含まれる添加物にも注意がいくようになりました。基本的には添加物は口にしないように心がけています。

　食事とともに、療養生活で欠かせないのが情報の収集力だと思います。同じ乳がんの体験者のなかでも、積極的に情報を収集している人は少なくありません。

　わたしの場合、がんの情報や食事についての知識は、医療関係者のアドバイスや講演会、市販図書などの文献、

さらにインターネットなどから収集しました。いまの時代、やはりインターネットは便利で、最新のがん医療の知識がすぐに入手できるのはありがたいですね。ネットなら国内だけでなく外国の文献まで調べることができます。英文ならアメリカに住んだ経験もあり多少理解できるので。がんになったら、情報収集がとても大事だとよく言われますが、多くの人からアドバイスをいただいたり、文献にあたったりすることで、自分の目標がはっきりしてくるのは確かだと思います。

　夫はすでに退職しており、食事は3食とも2人で食べます。昼食は、つい軽食となりがちですが、考えを改め1日のうちのメインの食事にしたらどうかと考えました。昼間は時間もあるので、ゆっくり作れますし、片づけに追われることもありません。夕食のあとの消化器の負担を考えると、夕食より昼食を充実させたほうがよいと思ったのです。

　昼食は、有機玄米や白米のご飯に魚か肉のおかず、野菜の副菜を2～3種類、みそ汁など「普通なら夕飯でしょう」と言われそうなメニューです。

　食事をきちんと管理しているおかげか、病気前にはできなかったダイエッ

■1■ 手術後の食事のとり方とレシピ

■2■ 乳がんの基礎知識

■3■ 乳がんの治療法

■4■ 乳がん治療の副作用への対処

■5■ 再発を防ぎ体調を整える生活のしかた

事例 わたしが病後に気をつけていること

Aさんの食事

朝（パン食が基本）

* 手作り食パン　1/16斤
   はちみつ
* 生野菜
* ゆでたまご　1個
* ゆでた大豆
* くだもの
* ブラックコーヒー

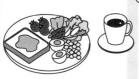

昼（一日の食事のメイン）

* 有機玄米か白米
* 魚or肉
* 野菜、キノコの煮物
* ぬか漬け
* みそ汁
* くだもの

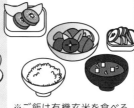

※ご飯は有機玄米を食べる頻度が7割、白米が3割程度

夜（軽めに）

* ご飯
* 納豆　＊キムチ
* チキンサラダ
* みそ汁　＊くだもの

※メインを蕎麦やうどん、パスタにすることもある。パスタのときはミネストローネスープを添える

※デザートとして豆乳ヨーグルトにブルーベリーやメープルシロップなどをトッピング

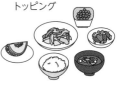

栄養面でのアドバイス　動物性・植物性の食材をまんべんなくとり入れており、全体的なバランスはよいと思います。1日の中で昼食をメインにするのも、とてもよい方法です。免疫力アップのためにも、食事量を減らさず、体力アップをはかっていきましょう。

トができました。ややオーバーだった体重がいまは標準よりやや軽め。管理しているという意識があるからか、あんなに好きだった甘いものにも、自然に手が出なくなりました。

がんになったおかげで、食事に気を配るようになったことは怪我の功名でしょうね。再発を防ぐための食事は、ほかの病気の予防にもなりますし、全体の健康レベルを上げることになりますから。それからもう1つ。料理に関心をもつことで、料理がどんどん好き

になり人生の楽しみが増えたことも、よかったことの1つですね。

食事だけではなく、体重、血圧、体温も毎日測っています。また、活動量計を着けて、1日7000歩を目標に歩くようにしています。もちろん年に1度の人間ドックも欠かしません。

健康管理をしっかりしている優等生というイメージがあるでしょうが、家族や友人と外食をするときなどは「管理」のことは忘れ、好きなものをおいしくいただくことに集中しています。

■1 手術後の食事のとり方とレシピ

■2 乳がんの基礎知識

■3 乳がんの治療法

■4 乳がん治療の副作用への対処

■5 再発を防ぎ体調を整える生活のしかた

事例 わたしが病後に気をつけていること

明るいがんカフェ・サークル活動・コンサート……etc.

NPOが運営している「がんカフェ」に月に1度参加しています。乳がんに限らず、ほかのがん患者さんや家族の人たちが30人くらい集まってちょっとしたレクリエーションや勉強会をしています。

アロママッサージ、爪の手入れ、手芸、保険や介護の話など、「がん」にこだわらず生活の役にたつことや、クリスマス会などのイベントもあって、楽しい集まりです。

正式名称ではないのですが、わたしは「明るいがんカフェ」と呼んでいます。午前中の集まりのあと、そこで知り合った人たちとランチやカラオケに行ったり、おしゃべりをしています。

がんカフェへの参加もそうですが、できるだけ外に出て人に会うように心がけています。

夫も関心がある場合は、地域の講演会やコンサートなどに夫婦で出かけます。最近では英語でコミュニケーションをとるサークルに入りま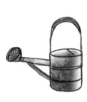した。日曜日の午前中に集まりがあり、英語で会話をします。現役の男性参加者が8割と多く、わたしには向かない

かな？　と思ったのですが、夫が気に入り楽しんでいるようなので、いっしょに参加してわたしも楽しむようにしています。

これからやりたいことは筋トレ

食事管理のおかげでいまのところ、同じ体重を維持しているとはいえ、少し筋肉が少ないのかなと感じています。「もう少し太りたい」と主治医に言ったら、「せっかく痩せたのだから、太らなくていいですよ」とおっしゃいました。

でも、ガーデニングをやったり、遊びに行くためには体力が必要です。筋トレで筋肉量を増やし、あと2kgくらい体重が増えたら、理想的かなと思っています。見た目も健康的になりますし、体力もつくのではないかと考えています。免疫力アップのためにもがんばりたいと思っています。

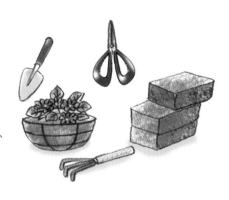

事例 わたしが病後に気をつけていること

ホノルルマラソンで
完走をめざして

両側乳房全切除術を経て、乳房の再建手術をしたBさん。回復後に始めたマラソンで、夢はホノルルを完走することです。

患者さんのプロフィール

家 族	夫と息子
病 期	乳がん　ルミナールA
		グレード（悪性度）左1　右2
治 療 法	両側乳房全切除術＋乳房再建
		＋ホルモン療法（現在継続
		中）
術後の期間	約4年経過

乳房の再建手術を希望する

2015年の6月、左胸に「何かある」と感じたわたしは、近所の病院を受診しました。2月の健康診断では「異常なし」だったのですが、なんとなく気になったのです。マンモグラフィーや針生検などの検査をし、乳がんと診断され、手術をするための医療機関を紹介してもらいました。

はじめは左胸に乳がんがあるということでしたが、手術が決まりMRIの検査をしたところ、右胸にもあるという

ことでした。両側にある場合は再発率も高くなるので全摘手術にしたほうが安心という説明を受けました。そのうえで、乳房を再建するかどうかの判断を迫られました。再建のリスクや年齢などを考え、再建を希望し、摘出手術と再建手術を同時に受けることにしました。

俺の退職金、全部使ってでも…

夫に病気のこと、治療法などをひととおり説明したとき「大きな手術になるね」と淡々としていましたが、わたしから「奥さんが両胸を失うってショック？」と尋ねると、「そういう問題じゃないでしょう！　命のほうが大事だよ。生きていてもらわなくちゃ！」とちょっと怒ったようでした。

わたしが、茶化したような言い方をしたからかもしれませんが、ふだんはあまり物言わぬ人なので驚きました。さらに、「乳房のシリコン再建

手術って保険適用になったんだって。わたしなんか両胸だから自費なら300万円コースだったよ。助かった！」と言うと、「あなたが再建を望むなら、俺の退職金、全部使ってでも…」とも言いました。

　夫は35年間勤めあげた企業を60歳で定年退職し、再就職していました。35年の努力の結晶を全部、わたしの胸のために使ってもいいと思ってくれていたことに感動して、ちょっとウルウルしましたね。

　わたしは契約社員として働いていましたので、手術後3カ月ほど仕事を休みましたが、傷病手当の給付があり収入減が緩和できたのはありがたかったです。手術をしたときは高額療養費制度も利用できましたし、高額になると聞いている抗がん剤治療を受けていないので、経済的には恵まれていたと思います。

仕事に復帰できることがこんなにうれしいなんて

　当時のわたしの仕事は、ビルの清掃

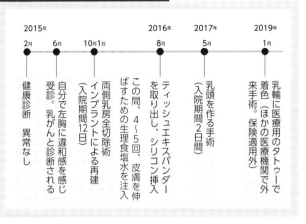

Bさんの治療の経緯

2015年			2016年	2017年	2019年
2月	6月	10月1日	8月	5月	1月
健康診断　異常なし	自分で左胸に違和感を感じ受診。乳がんと診断される	両側乳房全切除術インプランによる再建（入院期間12日）	この間、4〜5回、皮膚を伸ばすための生理食塩水を注入 ／ ティッシュエキスパンダーを取り出し、シリコン挿入	乳頭を作る手術（入院期間2日間）	乳輪に医療用のタトゥーで着色（ほかの医療機関で外来手術。保険適用外）

でした。形成外科の先生から再建手術をした人は、腕を上にあげる動作は控えるようにとも言われていましたし、力仕事や腕を使うスポーツは適さないと聞いたことがあります。再建者の患者会の仲間からも「両側にティッシュエキスパンダーを挿入して、清掃の仕事なんて無理だと思う」と言われました。

　術後3カ月ほどで仕事に復帰しました。多くの人に「難しいのでは？」と言われた仕事ですが、さほど患部に痛みを感じることもなく復帰することができました。仕事ができることがこんなにうれしいことなのか、とあらためて復帰の喜びをかみしめました。夫の収入でも生活できないことはないけれど、やはり働けるってステキなことです。

第1章　手術後の食事のとり方とレシピ

第2章　乳がんの基礎知識

第3章　乳がんの治療法

第4章　乳がん治療の副作用への対処

第5章　再発を防ぎ体調を整える生活のしかた

事例　わたしが病後に気をつけていること

Bさんの食事

朝（パン食が基本）

＊パン
＊ヨーグルト
＊フルーツ

昼（手作り弁当）

＊ご飯
＊魚or肉　＊野菜

※大学生の息子にお弁当を作っているのでボリュームや彩り、内容のバランスに気を使っています。息子と同じ内容のものを食べています。

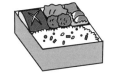

夜

＊ご飯　＊魚or肉
＊その他おかず

※食事は好き嫌いもなく、料理は好きなので普通に病気前と同じように食べています。

※ほぼ毎日飲酒もします。ビール（350㎖）1缶＋焼酎お湯割り1杯。たまには外呑みもします。

栄養面でのアドバイス　走るための体力維持には、良質なタンパク質をとることが大切。動物性食品だけでなく、大豆製品なども食事にとり入れてみましょう。朝食は簡単にすませてしまいがちですが、野菜やタンパク質食材を少しプラスしてみてもよいと思います。

「乳房」が完成するまでに3年

　全摘手術と同時に乳房再建手術をしましたが、乳輪に着色をして「完成」となるまでは3年以上かかりました。

　2019年の1月に、手術を受けた病院とは別の医療機関の外来で乳輪に医療用のタトゥーを入れたのですが、これは保険適用外でした。

　最近、乳房再建術後に生じるまれな合併症として、T細胞性のリンパ腫と呼ばれる悪性リンパ腫があることが報道されました。まったく気にならないわけではありませんが、学会や医療機関でも予防的なインプラントの摘出は推奨していないそうですし、また状況は変わるかもしれないので、わたしはこのまま様子をみて、あまり気にしないようにしようと思います。

マラソンを始めて、夢はホノルルマラソンの完走

　わたしは一般的にいわれる乳がんに罹りやすいタイプではありません。身内にも罹患した人はいませんし、ポッチャリ型（肥満型）でもありません。ですから、まさか自分が乳がんになる

■1■ 手術後の食事のとり方とレシピ

■2■ 乳がんの基礎知識

■3■ 乳がんの治療法

■4■ 乳がん治療の副作用への対処

■5■ 再発を防ぎ体調を整える生活のしかた

事例 わたしが病後に気をつけていること

なんて考えもしなかったのです。

そんなわたしでもがんになるのだから、いつ、どんなとき、何が起こるかわかりません。自分がこの病気になって強く感じたのはそのことでした。よくない言葉を使えば「一寸先は闇」、でも逆に考えれば「一寸先は明」と言えなくもありません。ですから大事なことはいまを一生懸命生きることではないかと。「いま」を大事に悔いのないように生きたいと思っています。

2016年12月、夫から「ホノルルマラソンを走りたい、いっしょに行かないか」と誘われ、ふたりで参加しました。といっても、いきなり42.195kmを走れるわけもなく、わたしが参加したのは「レースデー・ウォーク」（現在は「10Kラン＆ウォーク」と呼んでい

ます）という10kmを歩くコースです。夫はフルマラソンを完走し、わたしは10kmを完歩しました。

帰国後、皇居ラン（約5km）に参加したりしているうちにすっかりマラソンにはまってしまいました。

2017年10月にはメルボルンマラソンでハーフ21.0975kmを走り、2018年にはオークランドを走り、2019年はアムステルダムを走りました。

これはわたしの考え方ですが、走るのは健康管理とか、再発予防のためと考えたことはありません。ただ、楽しいから走るのです。再発予防のためなら食事管理などもするところですが、いっさいしていないのです。お料理は好きですし、食べるのもお酒も好きなので好きなものを好きな人と楽しんで食べています。食事に規制を設けてしまい、友だちとの会食も敬遠するようになったら、何のために生きているかわからなくなってしまいますから。

これからの目標は、ホノルルマラソンでフルマラソンを完走することです。完走して、あの完走Tシャツを着たい！

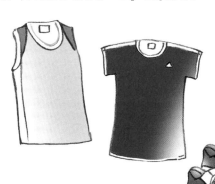

ケース3
Cさん
（57歳）

同じ病気の患者さんに寄り添っていきたい

病気の前は専業主婦だったCさんは、病気回復後にピアサポーターとして活躍しています。患者さんに寄り添い、少しでも病気への不安を解消してあげたいと願っています。

患者さんのプロフィール

家　　族	夫　息子
病　　期	左乳房乳がん HER2タイプ　ステージⅡb
手術の種類	乳房温存手術
抗がん剤治療	術前に3週×4回、薬を変更して（分子標的薬を含む） 3週×4回施行 術後に放射線治療2カ月、分子標的治療薬を術前とトータルで1年間投与
術後の期間	約9年経過

「タチが悪いから」と術前に抗がん剤治療をする

2009年の11月に初めてマンモグラフィーの検査をし、異常が出ました。友だちに誘われて深い考えもなく受診したのですが、早く発見されたのは幸運でした。さっそく、治療のための病院を紹介してもらい、検査・治療へとスケジュールが決められていきます。

「あなたのがんはタチが悪いから、手術前に抗がん剤をやります」と言われたときは、「がんです」と告知されたときよりショックでした。わたしのがんはそんなに悪質なの？　と落ち込みましたが、あとから思えばHER2陽性タイプはスピードが速いので、わたしのがんだけ特別ではなく「HER2タイプのがんは扱いが難しい」という意味だったのだとわかりました。

抗がん剤を投与した直後1週間は体調が悪く、発熱、倦怠感、味覚障害、食欲不振などに悩まされました。2週め、3週めと、元気になってくるので友人と会ったりすることはできましたが、治療中は免疫力が落ちているので感染症には神経をつかいました。

最初に投与した抗がん剤は効果が見えなかったのですが、薬を替えて分子標的薬を併用してからは、がんはだいぶ小さくなったのがわかりました。ただ、手術の際は、小さくなったがんだ

けを摘出するのではなく、もともとあった部位をそっくり切除したので、簡単な手術ではありませんでした。

食事で自分なりに考えていること

いまピアサポーターとして、乳がんの患者さんに接する機会が多いのですが、よく聞かれるのが「何を食べたらよいか」ということです。

やはり、体重管理をきちんとし、塩分を控え、脂肪をとりすぎず、良質なタンパク質を摂取するといった、一般的に言われている生活習慣病に気をつける食事が、再発の予防には有効だと考えられます。もちろんタバコは厳禁です。

ただ、わたし自身のことでいうと、多少のお酒は飲みますし、あまり管理にとらわれないようにしています。再発予防ばかり気にして、食事が味気ないものになってもいけないですし。たとえば、数日は管理し、そのあとは思い切って外食するとか、週末、人が集まり、つい食べ過ぎたらしばらくは控えようとか、1週間単位でバランスをとるようにしています。

ほかには、これは、意識的にというよりも、わたしの体質がそうさせているのですが、食品添加物は口にしないようになりました。がんを誘発するお

それのある食品添加物は意識的に食べないようにしていますが、それよりもわたしは食品添加物に敏感に反応する体質らしく、ピリピリして食べられないのです。これは、抗がん剤治療を受けてから顕著で、今でも調味料やパンなどは添加物を気にして購入しています。

がん情報センターでの日々の活動

治療でお世話になった病院は、地域がん診療連携拠点病院ですので、患者さんが入院や受診の際に気軽に立ち寄り、情報を得たりだれかとつながることができるように、がん情報センターと患者サロンが設置されています。

わたしは乳がんの治療中から患者サロンのお世話になっていたので、治療がひと段落してからは恩返しのつもりでボランティアでサロンのお手伝いをしていました。そんなとき、病院の職員さんからがん情報センターで仕事をしてみないかと声をかけていただきました。

がん情報センターは、がんに関するパンフレットなどが用意されていて、書籍の閲覧・貸し出しなどをしています。また、医療用のかつら、乳がん術後の下着などのサンプルやパンフレットも置いてあります。

そこで臨時職員として仕事をしてい

■1 手術後の食事のとり方とレシピ

■2 乳がんの基礎知識

■3 乳がんの治療法

■4 乳がん治療の副作用への対処

■5 再発を防ぎ体調を整える生活のしかた

事例 わたしが病後に気をつけていること

るうちに、個人的に患者さんの話を聞くのではなく、仕事として話が聞けるようになりたい。そのために病気についての知識を深めなくてはならないと考えるようになり、もっと勉強したいという思いからキャンサーネットジャパンが運営する「乳がん体験者コーディネーター養成講座(108ページ参照)」を受講しました。

乳がん体験者コーディネーター (BEC) としての仕事

　「乳がん体験者コーディネーター養成講座」は主に、インターネットで乳がんの専門知識を学習する講座です。乳がんの治療法や予防法、緩和ケアなど、基礎的な知識から最新の情報まで、著名な研究者が、日本乳癌学会編（金原出版株式会社刊行）の『患者さんのための乳がん診療ガイドライン』をベースに講義してくれます。約７カ月の講座（前期・後期）を修了すると、キ

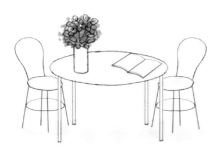

ャンサーネットジャパン認定「乳がん体験者コーディネーター」という資格を得ることができます。

　この資格を取得したことで、これまであいまいだった知識が正確なものになり、同じ病気の方たちの相談を自信をもって受けられるようになりました。

　ちょうどそのころ、地域がん診療連携拠点病院は、がんについての情報発信の拠点として、施設の充実が図られ始めた時期だったので、病院に「ピアサポーター(同じ立場であったり体験をした支援者)をやらせてください」と自分から働きかけたところ、すんなり許可がおりました。

　現在は、週3日ほど勤務していますが、仕事は事務的なことが多く、本の貸し出しや、業者さんの説明会のセッティングなど。もちろん、ピアサポーターとしての相談も受けますが、いきなり相談をというと敷居が高いのか、なかなか予約をとってくる患者さんは少ないですね。

　患者さんががん情報センターに入ってきたときに、何か困ったことはないか、知りたい情報はないか、さりげなく声をかけたりすると話しやすいようです。傾聴していると、がんとどう向き合っていけばよいか、抗がん剤の副作用はどの程度なのかなどの不安や質

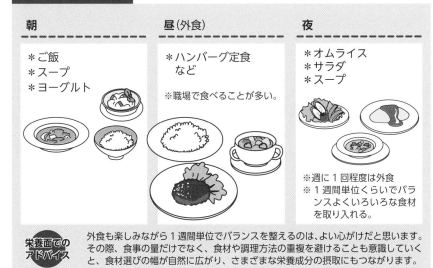

Cさんの食事

朝	昼（外食）	夜
＊ご飯 ＊スープ ＊ヨーグルト	＊ハンバーグ定食 　など ※職場で食べることが多い。	＊オムライス ＊サラダ ＊スープ

※週に1回程度は外食
※1週間単位くらいでバランスよくいろいろな食材を取り入れる。

栄養面でのアドバイス

外食も楽しみながら1週間単位でバランスを整えるのは、よい心がけだと思います。その際、食事の量だけでなく、食材や調理方法の重複を避けることも意識していくと、食材選びの幅が自然に広がり、さまざまな栄養成分の摂取にもつながります。

問をおしゃべりの中で投げかけてくれます。また、ボランティアとして参加している患者さんサロンでは、司会の役割をするときは患者さんから出る話が、たんなる愚痴なら話を膨らませないようにしますし、どの患者さんにも有効な質問ならみなさんの意見を聞き、納得いただけるような話に導きます。

乳がんは、ほかのがんに比べて治療法が多岐にわたり、自分で選択しなければならないことが多いのが特徴です。選択が多いぶん、何をどう考えたらよいのか考えがまとまらないのが、一般的な患者さんの姿だと思います。わたしたちは、医師や看護師のような専門的な知識があるわけではありません。あくまでも、そうした専門職と患者さんの間にあって、医師と患者さんの橋渡しのような役割です。治療法に不安があれば、「先生に率直に相談してみては」とアドバイスしますし、「看護師さんと話してみたらいかがですか」と声をかけたりします。

わたしの仕事は、先生に言いにくいことがあるなら、乳がんの患者さんの不安を軽くし、最善の治療が受けられるように道案内をすることです。わたしの体験や知識が少しでも患者さんのお役に立てればと願い、これからも仕事を続けたいと思います。

■1■ 手術後の食事のとり方とレシピ

■2■ 乳がんの基礎知識

■3■ 乳がんの治療法

■4■ 乳がん治療の副作用への対処

■5■ 再発を防ぎ体調を整える生活のしかた

事例 わたしが病後に気をつけていること

159

●監修者

佐伯 俊昭（さえき としあき）

埼玉医科大学国際医療センター院長、乳腺腫瘍科教授。一般社団法人日本がんサポーティブケア学会副理事長。1955年広島県生まれ、82年広島大学医学部卒業。日本外科学会指導医・専門医、日本乳癌学会乳腺指導医・専門医、日本がん治療認定医機構暫定教育医ほか。99年日本乳癌学会久野賞受賞。著書として『これからの乳癌診療（2009-2010）』、『乳がん標準化学療法の実際』（いずれも共著・金原出版）、『40歳からの女性の医学・乳がん』（岩波書店）、『イラストでわかる 乳がん』（法研）など

レシピ・料理作成・栄養計算／大越郷子（管理栄養士）　　**編集協力**／株式会社耕事務所

執筆協力／野口久美子 稲川和子　　**カバーデザイン**／上筋英彌（アップライン）　　**撮影**／松久幸太郎

本文デザイン／納富恵子（スタジオトラミーケ）　　**イラスト**／小林裕美子 山下幸子

●糖質 & 脂質オフに役立つ食材（35ページ）

• **低脂肪乳**「明治おいしい低脂肪乳」株式会社明治 0120-598-369（フリーダイヤル）
• **ノンオイルのツナ缶**「ライトツナ スーパーノンオイル」いなば食品株式会社 0120-178-390（フリーダイヤル）
• **無脂肪ヨーグルト（プレーン）**「ビヒダスプレーンヨーグルト 脂肪ゼロ」森永乳業株式会社 0120-369-744（フリーダイヤル）
• **魚の水煮缶**「月花さば煮・月花さんま煮」マルハニチロ株式会社 0120-040826（フリーダイヤル）
　「ニッスイ旬 帆立貝柱水煮」日本水産株式会社 0120-837-241（フリーダイヤル）
　「釧路のいわし水煮」株式会社マルハニチロ北日本 0120-65-1611（フリーダイヤル）

◆再発・悪化を防ぐ　安心ガイドシリーズ

乳がん 病後のケアと食事

令和2年3月18日　第1刷発行

令和5年4月20日　第2刷発行

監　修　者　　佐伯 俊昭

発　行　者　　東島 俊一

発　行　所　　株式会社 **法 研**

東京都中央区銀座 1-10-1（〒104-8104）

電話 03（3562）3611（代表）

http://www.sociohealth.co.jp

印刷・製本　　研友社印刷株式会社

0102

小社は㈱法研を核に「SOCIO HEALTH GROUP」を構成し、相互のネットワークにより、"社会保障及び健康に関する情報の社会的価値創造" を事業領域としています。その一環としての小社の出版事業にご注目ください。